奇蹟的癌症克服法

大川隆法
Ryuho Okawa

台灣幸福科學出版有限公司

前言

這世上眾多的疾病著實使得人們苦於應付。醫學越是進步，病名越趨繁雜多樣；隨著平均壽命的延長，難治與罕見的病例亦逐漸增多，更不乏一些堪稱集病症大全於一身的人。

然而，真相總是唯一且簡單明瞭。人的身體如「河川流動」一般，緩慢卻確實地持續產生變化，不會停滯於單一狀態。而人更可以用心的力量重新構築自己的身體。於此同時，信仰心將發揮強大的助力。請以信仰為名，在心中描繪理想的自己。你將會發現，以癌症為首，許多被醫學認為不可能治癒的疾病，陸續出現康復的事例。

凡相信的，則得救；凡祈求的，則當被授予。

二〇一〇年　十二月二十八日

幸福科學集團創立者兼總裁　大川隆法

目錄
Contents

第二章 奇蹟的療癒力量

第一章

奇蹟的健康法

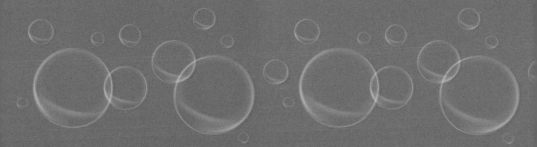

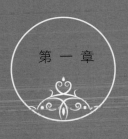

1 疾病的背景

疾病是當事人對現狀的不滿與辯駁

本章將以「奇蹟的健康法」為題，同時以我的另一本著作《超級絕對健康法》（台灣幸福科學出版發行）為參考，以宗教觀點來探討與健康有關的內容。

如今，醫學長足進步，數以萬計的病人前往醫院接受治療。同時，從某個角度來說，身患疾病的人數也比以往大幅增加。

也就是說，醫學越是進步，越是出現更多種類的疾病。這是因為隨著醫學研究的快速發展，疾病的種類亦逐漸增加之緣故，每當有人被宣告一種病名，該疾病彷彿就此存在於現實之中。

從往返於醫院接受診療之人的角度來看，倘若得到一個確定的病名，似乎便能鬆一口氣，甚至因而感到安心。因為聽到醫生宣告自己的病名，就會出現「原來我生的就是這種病呀」的念頭，隨之便知道「自己是被分到哪一類的人種」。

換個說法，藉由被判定為某種疾病，就等於獲得了一個自己不用努力成為那個應該成為的樣子的正當理由。從這個角度來看，彷彿就像從醫生那裡獲頒一張證明書有了保障似地。

也就是說，「患有某種疾病」即可順理成章地抱持「我的狀況不佳，我尚未處於原本自己希冀的狀態」之心境。

雖然以一般常識來看「沒有人會慶幸自己生病」，但實際狀況卻不完全是如此。

在大醫院的走廊上，老人家之間彼此的話題都是「你生的是怎樣的病？」彷彿彼此在誇耀自己身上的病症，這是實際發生的狀況。我們可以常常聽聞，許多人以類似的自誇言辭來代替寒暄，諸如「誰的病症比較嚴重，誰住院的時間比較長，誰罹患的病，較有可能先死」等等。

此外，「病情嚴重」亦是一種對於應該表達擔憂與關心的家人們的警告，「你們對我的感情付出還不夠喔」。彷彿就像在說著「因為你們不夠孝順父母（抑或是不夠孝順爺爺、奶奶），所以我現在才會生這種病，好辛苦啊！」

因此，在此我想要強調如下的道理。

照理來說，沒有人會慶幸自己生病，然而實際上確實有人藉由生病來表達某種訴求。

他們想要訴求什麼呢？可能是目前自己正從事著未被人們認同的工作，或者是自己身處未能受尊敬的立場，只好藉由「生病」，做為對於家人或同事們表示自己未成氣候的理由，抑或是藉此表達自己的不滿。

此外，也常常有人透過病症的嚴重程度來表示「因為你們沒做好，所以才會變成這樣」；對此不能不留意。

「年事已高，失去寄託，無處可去，姑且就待在醫院」，肯定也不乏有人抱持此等念頭。

年幼孩童會被送到托兒所或幼稚園，託付給他人照顧，不過也有不少人在到達一定年紀之後，就開始覺得「待在醫院是最安全的」，或是「提早待在醫院比較保險，萬一生了重病或臨死之時，可以就近獲得照護」等等，醫院宛如是幼稚園一樣，成了上了年紀之人的照護所。

然而，我想要對抱持如此想法的人說：「是不是應該重新修正想法呢？」

人就像是「司機與車輛合為一體」的存在

醫學的進步與發展自然是好事，只不過西方醫學的思想基礎中，存在著扎實的唯物論，也就是「這個世界全由物質組成」的想法。

西方醫學著重於研究「物質」與「物質」的對應關係；也就是從「物質形態的藥劑」應付「物質形態的人體」之角度來研究。

於此觀點之下，人體更像被視為「某種機器」。因此，「疾病為機器的故障表現，必須更換零件或修理才能治癒」之思想就成為了主流。

這是不是很像把車送進修車廠維修的感覺呢？

而醫院亦抱持著諸如「有沒有哪個零件損傷了呢？電機系統或車體有沒有損壞呢？」的觀點，對病患的身體執行各種檢查，找出並更換受損的部位，或是加以整修。「以點滴代替汽油注入人體」，打比方來說就是如此。

人體幾乎被當成了汽車對待。

不可否認的是，這個層面確實存在。只是，如同我過去曾多次講述，人類認為「這就是自己」的身體，不過是一個容器罷了。

把自己的身體看做車輛並無所謂，畢竟軀體僅為容器，各位的本質實為坐在這輛車裡的司機。

車輛性能的好壞和各位能否善加操控並沒有直接關係。各位更不是為了參加賽車比賽才驅動著車子。

各位所搭乘的車輛，大部分均不具備優異的性能，而是世間一般極為普通的車子，僅止於能夠應付基本所需，足以讓人開到隔壁縣市之性能；而「開車技術好壞」就決定了這輛車會不會發生事故。

各位搭的車輛並不具備足以避開各種事故的超高性能。由於大家開的都不是能自行感應到危機、自動閃避障礙物的高級車，一旦打起瞌睡，勢必會撞上其他的車或是別人的房子。

此外，倘若司機酒駕，理所當然就很難確實遵守交通規則。

對車輛本身抱持關心是好事，不過，若是想要保持健康的狀態度日，握著方向盤的司機之注意力、判斷力，乃至心態的健全程度、智慧等等，才是更該留心的重點。

就算未能從雙親那裡得到高性能的肉體，只要謹慎開車，仍有辦法一輩子不興起事故。這個大前提，各位務必先有所瞭解。

若起因於先天性的疾病，身體狀況從出生那一刻起便不良，這種情形的確相當於車輛天生就有所缺陷一樣。

但是，即便沒有先天的缺陷，一旦過了中年，身體就會變得容易損傷。至於該從幾歲開始定義為中年時期，其答案有人會覺得高興，有人則會感到生氣，所以實在很難說，但一般來說，大約從三十五歲之後，人的身體就會開始變得容易損傷。

來到這個年齡之後，需要做定期檢查，詳加調查「機能是否仍完備？有沒有哪裡故障？」並且施以保養。

從一般的常識來說，人的身體就是這麼一回事。

以上內容，便是我於本章先行引入的想法。

希望各位認識到，人不單只是一輛車，而是司機與車輛融合為一體，藉以度過人生。

2 疾病緣起於心

心是人生存所需的能量

前一節已提過「人有如融合為一體的司機與車輛」之概念。而這個「司機」的部分，若將其解釋為「魂」或「靈」，聽起來有些老古板，也可能有些生硬，或許也可以簡明易懂地稱之為「心」。

聽到「人是由心與肉體建構而成」，我想很多人都會認同。用這樣的表達方式，想必九成以上的人都會接受。

然而，一旦改為「人由靈魂與肉體建構而成」，大概會有一半的人馬上會感到不安，忍不住質疑「靈魂真的存在嗎？」

但這不過是言語表達的差異罷了。要論靈魂的真實面貌，從這個世間能夠感受的角度來說，就是我們所謂的「心」。

活於世間的期間，心是肉眼所無法看見的，但對於心的存在，任誰都有著自覺，自己肯定能感覺到心。

想必世上不會有人覺得自己的身體像是靠著發條推動的。自己身體行動時的感覺，絕不會像是機器人，也不可能覺得自己像是推出伸縮機器手臂似地在抓取物品。

各位的家裡應該多少都有一些玩具，當各位目睹玩具的動作時，應該不會聯想到自己的行動；兩者之間肯定有所不同。

現今市面上有所謂機器狗的玩具，機器狗與家裡所飼養的狗，兩者間的差異應該很明顯吧？即便同樣「會動」，習慣也很相似，並且兩者都會吠叫、對人的話語都有反應，但是機器狗與真正的狗依然不相同。

兩者的差異即在於「是否具有生命」。

同樣的道理，要論機器人或者單純的機械裝置，與活生生的人類有何不同，自然是「能否感覺到心的存在」。

而所謂的「心」，換個方式來說，即是生命。生命的本質為心，心是生存的力量。再換句話說，是生存所需的能量；這就是心的真實樣貌。

心是推動肉體的力量，是肉體的主人，亦為支配者。心是思索

「該用這個肉體度過何種人生」，並執行計畫的堅定意念與志向。

這其實就是心的真實樣貌。

心具備著創造嶄新事物的創造性

醫學家或生物學家之類的人，很容易把心視為大腦的運作；實際上，心與大腦的運作是兩回事。

我認為，頭腦的功用類似於電腦。

電腦的發展雖然逐漸逼近人類，然而電腦與人類的距離再怎麼近，也只能到某個程度為止。

這是因為，電腦永遠有其「創造主」。電腦是人類設計、製造出來的，一定有人負責設計電腦程式，以供電腦執行某種機能。電腦的「創造主」是人，對電腦來說，它們的神就是人類。

那麼，對人類來說，相對於電腦之「創造主」的又是什麼呢？那就是宗教所說的神或佛，或者是大宇宙的叡智。對此，世間有著各種說法，但創造出人類的就是超越這個世界，位於遙遠世界的偉大力量。

總之，就如人類創造電腦一般，有一股更遠大的力量持續對人類產生影響、推動人類度過有著目標的人生。

那麼，電腦與心的不同之處在哪裡呢？人的心具備創造性，具備著創造的能力、創造出嶄新事物的能力、思索出嶄新事物的能力。

電腦僅會反覆地執行預先準備好的條件，但心能夠對於新的事物進行思索、創造未來、解決未知之事、想出點子；人心具備著如此創造性。

此外，人心不止具備「創造」的力量，當然還具備了想像力，也就是描繪未來的能力。

這就是電腦與人心最根本的相異點。

就像這樣，人類的心不只會針對所輸入的資料做出反應，更能以輸入資料為基礎，創造出其他嶄新事物。

在這層意義上，才會有所謂「人是神子」、「人被創造成近似神的樣子」的說法。人類確實擁有創造新事物、思考的力量。正因人類是如此偉大的存在，所以才會說人是神子，並且人宿有著神的一部分。

關於心，若是更正確地表現的話，宿於各位肉體當中的是一個和肉體差不多大小的靈體，而控制其中樞部位的，稱之為心——主要掌管意志與感情。

而這個心，其實接收著天上界的神、佛、高級靈等存在所發出的一種名為靈流之光的能量；這就是人與祂們連結的方式。

當人有所感動，或經歷神祕體驗而大受震撼之時，會感覺內心出現一股暖流。並且，這並非僅是單獨一人的時候才會這樣；當許多人位在同一個場所，眾人一起有所感動之際，內心也會同時滿懷熱流，如此情況亦不在少數。

那即是「來自天上界的靈流、靈性能量流入體內」的感覺，在各式各樣的人心中。同時流入了這靈性的能量。

其實，人就是從靈天上界的高級靈界中，所降下之能量的末端結晶；這就是人的本質。

在這層意義上，可以說人類是非常尊貴的存在，人具備著一部分和佛神相同的要素。

心的創造力轉而作用為「破壞力」便將產出疾病

正因為心具備著創造性，所以心當然也能夠發揮破壞的力量。這個「破壞」指的是什麼呢？那就是相當於疾病。

人可以透過自己的心、破壞自己的身體，引發各種不舒服的症狀，創造出疾病。

雖然身體頗受物質世界所支配，當心偏向不協調的方向時，身體更是會出現異狀。

這種異狀的程度較輕微時，大概就會止於「身體狀況不佳」；當程度越來越嚴重時，便將產生病變，出現疾病，有時會轉變為癌症，或者是轉變為其他各種嚴重的疾病。

疾病的顯現方式各式各樣，但一開始都是從當事人身體最弱的地方冒出頭。

我在《超級絕對健康法》裡，曾經講述過如下之「河川的譬喻」：

「人的肉體有如河水流動，就像河水會從堤防損毀之處氾濫而出一樣，疾病總是出現在人體中較孱弱的部分。若特定的部位出現了疾病，僅代表那個部位特別孱弱，即便該部位治療好了，只要心中還存在著不協調，就會在其他部位出現其他疾病；肉體與疾病的關係即是如此。」

現今有各式各樣的疾病，針對不同的疾病，醫學上也有各種「這種藥有效」、「這種療法有效」等說詞，每一種病都有好幾種對應的治療方法。

然而，究其根本，其實是很單純的，那就是「心的不協調顯現於身體最弱的部位」。

症狀顯現的部位，可能是使用已久的身體當下最弱的部位，也可能是生來便較弱的部位。總而言之，心的不協調，會導致身體較孱弱的部位出現反應，而那就是疾病。

就像這樣，心能夠創造出疾病，那和原本的創造性不同，而是轉而作用於壞的方向，我想可視之為心所具備之破壞性、破壞力。

各位都具備如此能力，幾乎沒有例外，每個人均有著創造疾病的能力，各位具備著神的一半的力量。

至於關鍵的另一半，也就是在「改善疾病」的方向上，各位務必要發揮那力量。人既然能製造疾病，當然也同等具備著能治療疾病的能力。

雖然說是疾病，實際上，只是內臟的一部分或腦的一部分，或血液循環系統出現了問題而已。

然而，內臟不會一年都是維持在相同的狀態，不出一年，所有的細胞便將全數替換過一輪。骨頭也是一樣，經過一年，就不再是原本的骨頭；甚至連頭蓋骨也是替換過的，血管與血液也不例外。

人的身體器官和一年前不會是相同的。僅是外表沒多大變化，肉體內部早已全部替換了。

好比以胃癌為例，要形成胃癌，必須要在胃裡持續構築病灶才行。必須要讓胃持續在損壞的狀況，否則不會形成胃癌。

當損壞持續發生時，特定的疾病就會出現。

只不過，雖然細胞會不斷製造出壞東西，倘若反過來希望細胞產出好東西，實際上確實是能夠改變的。

假以時日，也能夠以自己的意志掌控不隨意肌

想必各位都在學校中學過「人體有著可用表面意識操控的肌肉（隨意肌），以及無法操控的肌肉（不隨意肌）」之概念。

舉例來說，手臂的肌肉是為隨意肌，自己希望它動，它便會動。反之，心臟為不隨意肌，無法藉由人的自主意識去控制，即便沒有想要讓它動，它仍會自行運作。

據說有一部分印度的瑜珈修行者，能以自身意志控制心臟跳動或停止，不過那僅為少數的例外，一般人辦不到；人的心臟總是會自主作動。

就像這樣，人的身體包含順從人的意志動作的部位，以及不受意

識掌控的部位。雖然不隨意肌似乎無法透過人的意志控制，但實際卻非如此。

兩種肌肉的差異，就如同動物的靈敏動作與植物的緩慢動作之間的差異。

人們一般認為植物不會動；然而，若以攝影機錄下植物二十四小時的狀態，再高速播放，便能看到植物的動作。實際上，植物也同樣不停地動作與變化，只是速度非常緩慢罷了。

動物總是敏捷俐落，想跑到哪兒都不成問題。植物無腳可行走，但是，仔細觀察植物一天、兩天、三天，便能明顯感覺到植物亦是生物。透過長時間的定點錄影，在高速播放下，就能看到植物的改變，植物也是會動的。努力生存、持續改變自己，這是動物與植物均具備的特性。

隨意肌與不隨意肌的差異，就像是動物與植物的差異。自己的身體當中，能夠馬上命令其行動的部分，自然能輕鬆掌控；而無法立刻反應的部位，則難以掌控。舉例來說，即便心想「稍微改變一下腸的位置好了」，腸子也不會馬上行動。

然而，若長時間地觀想，「我想要把這個內臟的位置變成這個樣子」，內臟就會一點一點地改變。

再舉一個無法立刻反應的部位為例，比如說人的眼球裡有個像是屈光凸鏡的水晶體，一般認為視力惡化之後便無法治癒，就是因為這個水晶體的厚度無法藉由人的意志改變其狀態。

的確，水晶體的厚度無法在一夜之間有明顯變動，但它仍然能緩慢地改變；人其實是有著如此程度的自由。

各位若非為現代人而是原始人的話，就算近視也沒眼鏡可戴，日常生活將變得很不方便。但原始人即便一時眼睛變得不好，但終究會有所好轉，再度恢復視力。因為如果無法辨識獵物便難以繼續維生，所以視力自然會慢慢恢復。

然而，這種情況卻很難發生在現代人身上。因為近視的時候，配一副眼鏡來戴還比較快，也因此水晶體也就沒必要改變更動了。

就像這樣，希望各位能夠理解，某種程度上，人可以依據意志改變自己的肉體。

這點便是各位必須具備的第二階段的認識。

3 奇蹟的發生與信仰心的強弱成正比

這個世界與另一個世界「共存」

接著，我要講述更高一層的真相。

先前提到，人由「心」以及「肉體」兩個部分組成，亦可謂之為「精神」與「肉體」，並且也提到了「精神與肉體，抑或心與肉體，兩個不同種類之物共存，且相互影響、緊密連結」之概念，對此佛教亦予以認同。

佛教將此稱之為「色心不二」。這即是說，「肉體（色）與心不是區分為兩個個體，而是二合一，無法分割獨立」。

以佛教來說，肉體和心是「不即不離」的關係，肉體和心相互影響，並非是個別獨立的存在。

不過，還有另一種超越如此想法的理論。

相信靈界確實存在的人，很容易認為「存在於這個世界的物質，包括人的軀體，實際上全都是一時的假象。無法以肉眼看到的另一個世界，有別於這個世界，兩者是不同的」。然而，還有更高一層的想法，那即是「其實這兩者並非是不同的世界」。

好比我用以下的例子來解釋。

假設在燒杯裡倒入泥巴水，持續攪拌，過了一會兒之後，靠近上方的水會越來越清澈，泥巴開始往下沉澱。雖然如此說法有些失禮，這個泥巴堆積的部分，正是各位所在的三次元，也就是各位眼前的世俗世界。

燒杯裡的液體越往上層越顯清澈，較為清澈的部分即代表四次元、五次元、乃至六次元以上之更高次元的世界，如此一元論的思想亦可成立。

也就是說，這個世界與另一個世界並非為徹底不同的世界，實際上同為一體，世俗世界好比是帶有粗粒物體沉澱的部分。

也就是說，人類的眼睛能看到的、耳朵能聽到的範圍有限，四次元以上的其他世界存在於世間之人們無法目睹或聽聞的範疇內，再加上人們生活於這個波動相對劇烈的世界裡，彼此的姿態才顯得特別容易辨識，如此而已。

實際上，這個世界與靈界同時存在於同一空間裡，只是所謂的波長有所不同而已。

居住於波動劇烈之三次元的人，對此通常難以察覺；但是另一頭，具備精確神妙之波動的另一個世界的存在，卻能清楚地看見這個世界。

現實就是如此，舉例來說，當物體的移動速度超過某種程度，人的肉眼便無法看到。

另外，在飛碟的目擊資訊當中，亦能時常聽到「原本在空中移動的飛行物體突然消失」的說法，一般認為「物體在那一瞬間進入了靈界、異次元的世界」。

就像這樣，這個世界與另一個世界並非徹底不同，而是同時共存，只是各個世界的型態不盡相同罷了。

換個方式來說，「萬物皆誕生自佛（神）光，而這道佛（神）光極度精巧且細微，在其聚合為粗糙且肉眼可見的物體之前，分成好幾個等級，其中波動最為劇烈的部分即為三次元世界」。

並且，「在靈體之外有著肉體」的想法是錯誤的，肉體其實也是靈體的顯現方法之一，當靈體極度固體化之後所顯現的即是肉體。

這就是第三階段的想法。

若是上方次元的能量運作，則可扭轉世間法則

其實，當各位的覺悟提升到第三階段的境界時，就如同本章「奇蹟的健康法」的章名，各種現象就會開始出現。這三次元的法則，即會由此全部開始扭轉。

「世間就是世間，世間法則絕不會改變」如此認定的人，現實就會如此人所想的變化。

然而，「這個世界其實與靈界同通，若能理解靈界型態、靈界的法則，便能改變世間的法則」。能夠掌握如此概念之人，就有辦法改變這個世間。

舉例來說，如果只懂得在高速公路上開車，當想趕過某一台車輛

時，就只能想到「該怎麼在路上趕過那台車呢？」但是，若能提升層級，考慮「搭直升機飛越上空」之手段，並且成功搶先對手到達目的地，對方在不知情的情況下被超前，無論怎麼想也想不透，只會覺得「我在高速公路上奔馳，一路未被其他車輛超越過，你怎麼有辦法比我早到？」

在三次元世界的生活，正有如在高速公路上開車，若有人從高空飛越、領先到達時，便將隨之產生「怎麼會這樣？完全搞不懂」的狀況。其實只要利用直升機，不論重來幾次，結果都會相同。

自己在地面沒有被任何人超車，卻有人比自己更早到達目的地，其實並無神奇之處，就只是利用了直升機或飛機而已。

一個次元之上的法則作用之時，便將發生如此情形。

當世間之人明白了「世間包含著來自更高層級世界的作用」，就會引發這樣的狀況。

面對疾病時，僅透過以「物質」應付「物質」，也就是用「藥」對付「病變」，抑或藉由「手術」解決「病變」等等方式，以世間的層級與之對抗，就有如兩台車在高速公路上比賽誰先到達目的地一般。

然而，當來自更高層級世界的能量發揮作用時，世間的法則將隨之扭轉。這即是許多宗教在歷史上發生了各式奇蹟的原因，也是所有宗教當中提到疾病之所以痊癒的理由，它們幾乎是相同的道理。

有了「堅定信仰心」與「實證奇蹟的使命」便將引發奇蹟

當接收來自更高次元的能量時，世間的法則便將被扭轉。而引發如此狀況的先決條件即是，「當事人具備著強烈的信仰心」以及「當事人值得承受奇蹟，被選為引發奇蹟之對象」。

並非任何人均能發生奇蹟，唯有「擁有強烈的信仰心」以及「值得引發奇蹟之人」的兩個條件同時滿足時，奇蹟才會顯現。

「自己擁有怎樣的使命」是為每個人的人生習題，難以輕易得出答案。不過倘若一個人擁有親身驗證奇蹟之使命，即便此人生病，甚至被世間標準判定為「絕對治不好」，仍有可能痊癒。儘管醫師聲稱「百分之百會死」，卻仍有機會治癒。

接著所需的便是強烈的信仰心。

當然，除了自身的信仰心之外，得到了來自於法友們，也就是共同推展真理的伙伴們所發出的「祈禱力量」或「支援力量」時，勢必將獲得加倍的力道。

「那個人是極其必要且很重要的人物，希望他能痊癒」擁有來自他人的如此強大意念，加上當事人有著強烈的信仰心，並且加上「為了實際證明真理，必須引發奇蹟」之條件時，便會發生連醫師都懷疑「難道自己誤判了嗎」的狀況；如此情形今後勢必將不斷發生。

只不過，以現今的情況來看，疾病只能由醫師診治，以宗教團體的立場宣言「可以治癒疾病」，似乎不太妥當。但若換個方式來說，可以說是「疾病自行痊癒」。

抱持著信仰心祈願，並且當事人具備實證奇蹟的天命或使命，疾病必定會痊癒。即便無法痊癒，但仍舊能夠讓此人不在人生的重要時期死去，多少延長此人的壽命。

所有的人終有一天會死，絕對不死的情況不可能存在。重要的是「在人生當中，不會在必須健康活著的階段死去，進而能好好地工作，為了家人而活」，各位能夠如此盼望是很重要的。

如同先前所述，當條件都達成後，肯定就會有一股不同於世間層級的力量發揮作用；並且，這股力道將與信仰心成正比。

若是各位衷心相信「真正的世界是為靈界、實相世界，而非世俗世界，自己生於這暫時的世界，正進行著修行」，並且在如此人生觀之下，於生活中日益精進，那麼就能引發奇蹟，逐一解決世間的疾病、苦難、困難。

所有的事物都將朝著內心描繪的方向進展。

人是靈性的存在，最終心中所想的皆會實現，所以各位務必要練習在心裡強烈描繪「希望自己能變成某種樣子」之未來展望、未來藍圖。對此若能好好地修煉，那般藍圖即會於未來實現。

希望各位試著訓練於己心描繪自己未來的理想樣貌，若能再加上信仰心，便能無限接近那樣貌，必定會有如此結果。

所有疾病都會痊癒，靠這本書就能痊癒。

第二章

奇蹟的療癒力量

1 建立了信仰心，就會開始發生各種奇蹟

本章將以「奇蹟的療癒力量」為主旨講述。

只要讀過至今我所撰寫的諸多著作，應該就能明白我是現今最強力的靈能者。目前地表之上，不存在著比我更高層級的靈能者。

因此，在幸福科學當中，若是信徒們建立起信仰心，就會開始發生各種奇蹟。

並且，為了建立那信仰心，我希望信徒們必須得通過各種試煉。

若是僅以頭腦來理解本會教義並不足夠，還必須將教義深植於靈魂深處。

舉例來說，我的著作當中的「基本三法」，也就是《太陽之法》、《黃金之法》以及《永遠之法》（台灣幸福科學出版發行），要讀懂字面的意思，想必不會很困難。

然而，若是瞭解到「這些書裡寫的全是真相」，勢必會感受其內容有著非常了不得的意義。

閱讀我的其他著作時亦同，若將這些靈性世界的相關描述視為「真實的真理」的話，定能明白其內容的高度。

閱讀我的著作，可以從知性的角度來理解字面意義，然而若僅此就感到滿足，實際上只會停留於頭腦的理解，絕大部分均未將其深植於靈魂當中。

我在二〇一〇年出版了《創造之法》（幸福科學出版發行），若問「靈性世界之法則的本質為何」，說到底，基本上就是「創造之法」。

我也知道，有很多人將「創造之法」僅運用於「接收點子、靈感」等層級，並且滿足於其中。

然而，「創造之法」本身，在實在界中就是創造靈性存在的力量。此外，那亦是創造世間之人的力量，對此不可不知。

2 肉體與靈體有著密切的關係

死前所受之痛楚亦可能延續至來世

人並非僅由肉眼可見的軀體構成，肉體當中更宿有著靈性存在（靈體）。

不僅如此，這個靈性存在像是洋蔥一般有著多層構造。中央核心部分有著接近神、佛的存在，而在外圍包覆了好幾層，越往外側越有人體的樣子。

最外面一層稱為「幽體」，和人體的形狀幾乎一模一樣。有眼睛、有鼻子、有眉毛，也有著心臟、肝臟、腎臟等內臟的意識。也就是身體當中有著和人體相同形狀的幽體。不過，若是以靈視觀察幽體，就會發現幽體稍為突出於肉體。

當人死後回到來世，若是再看看自己的樣子，大部分的時候其身形都和在世間之時無異，連指甲根部的白半月部分都還在。看到自己與生前無異的樣貌，難免會有著「我該不會還活著吧」的感受！

靈體最外側的幽體亦具備擁有內臟的意識，於是因內臟疾病而身故之人，在前往另一個世界之後，基於這個意識，常常仍會感到痛覺或苦楚。

死後尚未覺悟之人，或者是尚未充分自覺自己已死的人，就會出現「死時的狀態持續保留，死前覺得痛的地方還是會痛」的狀況，這是非常不可思議的感覺。

甚至打點滴的痛覺也會留在幽體上。住院接受點滴治療，長期被針扎著，手臂自然會痛。死後回到另一個世界後，這種痛覺有時仍會持續。

由於與肉體的接觸面積極廣，幽體常常會有著與肉體類似的感受。幽體與肉體不同之處在於幽體能夠穿越建築物的牆壁或天花板，以及能飄浮於空中。

舉例來說，即便自己從未想要這麼做，卻發現自己能像超人一般飛翔於天空，追著載著自己肉體的救護車或靈車，莫名地就會發生這樣的狀況。

此外，過世的人在守夜或葬禮上，即便試圖與世間之人說話，對方也聽不見自己的聲音，這勢必會給此人很不可思議的感受。「和尚與參加葬禮之人所說的話我都聽得一清二楚，我說的話卻沒有人聽得見」，如此「單向通行」的狀態會持續下去。

即便身在另一個世界，唯物論者一樣頑固

肇因於疾病的痛楚確實有可能帶到另一個世界。剛離世不久的期間，持續出現如此狀態，我想那也算是無可厚非。然而，實際上卻有人在辭世後幾年、幾十年仍持續受著和生前一樣的苦楚。因胃癌而死的人，因胃痛而受苦；因心臟疾病而死的人，心臟的疼痛遲遲未消

失；因車禍而頭部受傷的人，經歷數十年仍感覺頭痛，這些情況不勝枚舉。

這樣的狀態還持續於死後幾十年，實在很奇怪。若是如此，就不得不說此人未得到第一階段的覺悟。如此之人不明白「人的本質實為靈性存在」以及「在死後的世界裡該如何生存」之道理。

先行辭世的親戚或朋友，或者是光明的天使必定會於這些人死後的某個階段，和此人提及上述的道理。然而，就算是聽了對方的說明，此人仍會覺得一派胡言、無法理解。

當本會的信徒向人們說明另一個世界或靈魂的事情時，亦不容易獲得理解，這兩種情況是一樣的。這些人僅一味地說著「不管你怎麼說，我的胃就是會痛啊」、「我受肺癌所苦，已經沒救了」，不肯敞開心胸傾聽對方的話語。

尤其是認定「疾病只能於醫院治癒」的醫生，在因病死亡回到另一個世界之後，仍主張「又沒有藥，也不能動手術，病是治不好的」，讓前來拯救的人陷入無技可施的狀態。

另一個世界的和尚們，為了救這些人也是傷透腦筋，甚至討論著「是不是應該變身成醫師的樣子呢？用醫師的樣貌說服他們看看吧？」

只不過，就算真的這麼做，還是會被醫生們指摘「持手術刀的手勢很奇怪，該不會是假冒的吧？」即便化身成護士，一樣馬上會被發現「有問題，這人根本不清楚護理的基本動作」。

就像這樣，唯物論深深地扎根於此人心底。

的確，世間的物體確實存在，世間的科學似乎都將萬物看做如汽車一般，認為「人體是由許多零件組合而成」。基本上，醫學抱持著「只要換掉損壞的部分即可」、「非得進廠修理不可」的論點。

因此，人在死後很難體認到「現在的自己是靈性存在」。對於這些頑固地相信唯物論的人來說，難以瞭解「唯物論在佛教當中是為邪見」的道理。

知識越是淵博之人，越是難以說服。即便另一個世界引發各種靈性現象，證明靈界是真實存在，這些人仍只會認為「我肯定是看到了幻相」。

現今日本，有一部分的學者認為「神並不存在，那只是大腦創造出的現象」。這樣的人前往另一個世界之後肯定也會很辛苦，不知道該怎麼辦。我認為這樣的人，只能讓他們進到於唯物論者時常進入的靈界的「繭」，不過恐怕這些人一待就能待上幾百年。

很遺憾地，被世間認為是「優秀」的人，日後常常會陷入迷惑之中。

近代發達的事物會讓人感到優秀、先進，但各位不可不知，自古就存在的道理未必都是不正確的。

我並非是否定醫學，只不過，疾病的根源有著不可思議的原因、靈性的原因。可以說，隨著世間人們越來越不相信靈性事物，過去可以治癒的病症，現今變得無法治癒。

若是修復靈體，肉體便將痊癒

如果先前所述，在肉體產生病變之前，在靈體最外側的幽體部分會先出現異狀。幽體的一部分已有病徵，出現泛黑的狀況。靈體先有病變，之後才顯現於肉體。

欲治療疾病時，從外側（肉體）著手，當然也是一種方法。不過，亦能透過來自內側（靈體）的力量進行治療。

靈體當中有著做為神子、佛子的光輝。若是有著強烈心念，想要「修復靈體最外側生病的部位，使其痊癒」，病灶就會開始痊癒，待靈體修復完成後，肉體亦將隨之痊癒。

這個說法並不容易理解，然而實際上，待前往另一個世界後，就只能用這個方法來治療靈體。

換一個方式來說，在另一個世界中，可以依循自己的心念改變自己的姿態。這才是人的真正的樣子，存在於這個世間的肉體，其實是靈體的影子。

各位或許會認為人的肉體是扎實且固定，但實際上並非是如此。

組合成肉體的分子是由更小的原子所構成。

進一步觀察原子的構造，可發現原子核的部分，就有如置於寬廣球場正中央的一顆足球。而電子則像在周圍的觀眾席一帶不斷兜圈子，原子內部就是如此空蕩蕩的狀態。

如此狀態建構出一種磁場形成原子。原子聚集構成分子，分子聚集組合成肉體。

因此肉體實際上是很空虛的，並非是處於扎實僵固的狀態，而是由空蕩的原子聚集結合而成。

因此，可以說「若是改變設計圖，建築物就會跟著改變」。

肉體隨著己心的狀態而改變

人的身體自然會因為這個世界的因素影響而狀況不佳，舉凡物質方面的變化或意外事故等等，有著各式各樣的原因。不過，只要依循著世間的法則，多少改變一些生活習慣，亦是可以治療身體的。

舉例來說，若是肥胖的狀況，善加調整飲食，降低卡路里的攝取量，便能夠瘦下來。又或者因吸菸導致肺癌的話，戒掉抽菸習慣之後，治癒的可能性也很高。

只不過，若不盡早捨棄「人的身體宛如汽車一般，是無法改變的」之想法，即便試圖藉由宗教的力量治病，亦難有成效。

人的本質是為靈體，肉體則會受靈體影響而改變。一個人的靈魂狀態、心境，會漸漸地滲透至外側，並左右這個人的外貌。同樣地，亦將對肉體的狀態帶來影響。

離開地上界之後，人能夠自由自在地，隨著自己的意念變換姿態，過著非常具創造性的生活。

各位終將會在另一個世界學習到「自己的身體是可以自由自在地變化」之道理。

不僅如此，在這個世間，自身的樣貌也將隨著己心而有所改變，這就像是天臺大師所說的「一念三千」的概念。

如果疾病是起因於不節制、不養生，這就好比是「一個破了洞的水桶，不管倒進多少水，水永遠存不起來」的狀態。

若說生活在世間的不節制與不養生，和疾病之間有著因果關係，那麼就該針對這個部分，多少投注努力去改善、精進才行。

另一方面，我想難免有人會認為「在靈界當中，全都是靈體的存在，這個世界根本無所謂」。

但是在這個世間當中仍有一定的法則，不過度地越矩也是很重要的。醫生所說的話，並非全都是錯的，他們常說的「這樣做對身體不好」，大抵都是正確的。

然而，醫生說「這絕對是一輩子都治不好的疾病」，常常出現錯誤的情形，此時就務必要認清「沒有那回事！人是可以藉由想法改變人生的」。

「我想變成這樣」的強烈願望，就會往那樣的方向改變

就像本書的第一章所述，肌肉分成隨意肌，也就是能用自己的意識控制的肌肉，以及內臟等等不受意識掌控的不隨意肌。世上或許有人能夠依自己的意志，控管腸子的動作，但基本上，不隨意肌是不受指揮的。

然而，既然不隨意肌也是肉體的一部分，不可能完全不受意志的

影響。

隨意肌與不隨意肌的差異，比喻起來就像動物與植物的差異。動物能夠活潑行動，植物則貌似靜止不動。

但若是透過長時間的錄影，就能發現植物也會成長，會將花蕾或葉片轉向陽光，採取多種行動。當日曬良好且水分充足時，就會盡情地活動。

就像這樣，快速地播放長時間的錄影畫面，就會知道植物也會活動。

而被稱為不隨意肌，被認為不能自由掌控的部分，其實就像植物一樣，只是耗費較多時間、緩慢變化罷了。

如此狀況不僅限於不隨意肌。相信世上也有許多人因為無法掌控包含頭蓋骨之身體各處骨頭，以及大腦內部等部位而受苦。但其實只要給予特定方向並加以訓練，這些部位就會一點一滴地改變，對此各位不可不知。

「我想變成這樣」的強烈願望，速度雖有快慢之分，但大概都會朝著那樣的方向改變。

人具備著那樣的「創造力」。這股力量既可以發揮於好的創造，同時亦可以往創造壞的方向發揮。

當創造力往壞的方向發揮時，其實就會產生出疾病。疾病的根源大多來自精神上的打擊。此外，自我處罰的想法、自虐性的想法沉澱至潛在意識時，也常常會形成疾病。

對此請各位留意。

若是察覺自己心中有著那般念頭，就必須加以修正才行，從心態開始著手修改。

3 生靈與不成佛靈對肉體的影響

所謂的生靈，是「守護靈」與「當事人本身的強力意念」之合體

對特定之人過度憎恨常常會導致自己生病；反之，若被某個人嫌惡、怨恨，自己也有可能生病，對此必須得留意。

這樣的事，很意外地，平安時代的人們比現代人還更瞭解。

平安時代的人經常找陰陽師幫忙治病。在當時的文獻當中，時常

能看到「生靈出現，附身到人身上」之記載。到了現在，若要問我，我還是會說「生靈的確存在，那種現象確實會發生」。

至於「生靈」的真面目，雖然就是當事人的守護靈，但並非這樣就能構成生靈，還需與當事人本身的強力意念結合。守護靈加上當事人本身的意念，也就是與生存於地上界之人的意念聚集之後，生靈便撲向對方。

若是執著於特定對象，對此人抱持攻擊、嫌惡的意念，乃至於抱持「想開除他」、「想把他調職到某個偏鄉」、「怎麼不去死」等念頭時，這些念頭就會到達對方所在之處，緊黏在對方身上，進而造成對方產生疾病。

因此必須驅除掉這些意念，而這正是平安時代陰陽師的工作。從這個方面來看，當時的陰陽師擔任了醫師的角色。

這類的詛咒確實存在於現實之中，甚至有人會針對一道詛咒執行「反詛咒」，將詛咒的力量推回對方身上。

另外，當時的政治家亦時常「利用念力或詛咒的力量使政壇上的對手失勢」。並且，若是發現對方「似乎僱用了一名念力很強的人」，也會另外聘用念力更強大的人來與之抗衡。

這樣看來，當時是非常靈性的時代，對於「念力」的看法，在某種程度亦是正確的認識。

對於靈性事物，現代人過於無知，我認為世人應當多加以學習。

基本上，生靈附身之類的狀況，幾乎都能以幸福科學的根本經典

《佛說・正心法語》與其對抗。播放我讀誦該經典經文的CD，大抵都可以使生靈離開。

此外，本會教義當中的反省修法亦非常有效果。

過去發生的各種事物與思緒，常常會像是淤泥般沉積於心底，因而就必須反省過往的想法與行為，使其淨化才行。

各位須透過反省或祈願，一點一點地讓己心變澄淨才行。若是疾病的成因來自內心，就必須要清掃內心。

被病死之人的靈魂附身，便會出現相同的症狀

疾病有可能起因於肉體原因，也可能起因於人際關係或各式各樣

的心念。

除此之外，亦不乏因惡靈附身而出現的病症，我曾於過往的著作中提及，這類疾病約占全體的七成甚至八成。因為無從統計起，拿不出準確的數字，不過我想大概有七成左右是因為靈性作用而造成了疾病。

並且，若被因病過世之人的靈魂附身，此人身上就會出現和那過世之人的疾病相同之症狀。

舉例來說，某些家族代代均會出現罹患同樣病情的人，現代醫學應會視之為「遺傳性疾病」。

這種情況，或許有可能是肉體上的遺傳，不過也可能是因為過世家人徘徊於家裡，變成了不成佛靈，附身在子孫身上，因而導致子孫也出現同樣病症，對此不可不知。

欲驅逐這類惡靈，基本上作法與面對生靈時無異，只要當事人秉持正心，讓心保持光亮，惡靈自會離去。

當然，對於不成佛靈進行供養亦是可行的。

「被病死之人的靈魂附身，便會出現相同的症狀」。如此狀況，其實我也曾親眼看過。我在《超級絕對健康法》裡曾提及，我的祖母是一位念力頗強的人。祖母有八個小孩，不過由於她嘴巴比較壞，又有些任性，到晚年時，孩子們不願照顧她，將她留在醫院裡。

祖母為了召喚兒子及女兒前來，心裡念著「快來、快來」，將小孩的姓名寫在紙上，捲成細繩狀，綁在床頭後方的扶手上。

被寫下名字的人頭痛得不得了，心想「這肯定是老母親在呼喚自己吧」他們來到醫院後，一如預想地在床頭找到寫有自己名字的紙捲。

祖母或許是某種超能力者吧！

在祖母過世後一年左右，又或許是過世的那一年，又發生了以下的事情。

當時正值中元節，我回到了老家（位於日本德島縣）。突然，我母親的身體發生異狀，呼吸紊亂，上氣不接下氣似地，全身盜汗，仰躺著說道「心臟好難過！」，彷彿隨時都會往生一般地痛苦。

客觀來看已經是非得叫救護車不可的狀況，但由於正好是中元節，我心想「等等，不太對勁。該不會是有什麼東西在吧？」進而我試著朝家母的身體注入靈性能量。

於是果不其然，憑依靈現形，那正是剛過世不久的祖母。

祖母的靈表示「中元節地獄之門大開，才有辦法回家。看門的人放暑假去了，所以這段時間門開著，我就能從地獄出來，回到家裡」。

也因此，家母身上才會出現和祖母過世時一模一樣的症狀。

確定了母親身體異狀的原因，我稍微對祖母進行說教，接著讀誦「正心法語」，把她送回到另一個世界。祖母現在雖已返回天國，但當時在過世不久時，還留在地獄裡。

那時的家母，呼吸非常困難，大家都說「應該要叫救護車」，但是在祖母的靈魂離開後，家母突然可以站起來，五分鐘之後就在廚房做事了。前後判若兩人，不禁讓人感到非常訝異。

相距數百公里仍可除靈

類似的情況還發生過另一次。

當時我人在東京，家母來電表示「身體狀況不太好，會不會又有什麼東西？」

但是我無法立刻回到德島縣，便從東京透過電話除靈；這是可以辦到的。

我請母親拿著話筒，我跟她說「我要開始讀誦『正心法語』，請仔細聆聽」，果然以「正心法語」除靈之後，沒過多久母親便恢復正常了。

當時我的父親善川三郎（幸福科學名譽顧問）仍在世，得知這件事之後，不悅地說「你媽媽簡直像是在說我完全沒有能力似地」，後來我發現到自己不應該和父親說這件事。

不過「距離幾百公里遠仍能除靈」這件事，確實令人驚訝。先前還在受苦的人，經過除靈之後，立刻就能回復到能輕鬆爬樓梯的狀態。

就像這樣，當有因病過世之人的靈魂出現時，常會使當事人產生與亡者生前同樣的病徵。

因此，「癌症中心」或「癌症醫院」等等，實在不是個好地方。那些地方有著許多在那裡過世之人的靈魂，若是被那些靈魂附身，有可能會出現和此人相同的症狀，那樣的設施到底好或不好，難免存有疑慮。

如果疾病能在醫院治癒那也是好事，但醫院不是一個應該久待的地方。若是病情好轉了，就應該趕快離開那地方。

此外，雖然絕大多數的疾病都可以治癒，但若是到了壽命該盡之時，也是沒辦法的事。若是活上一千歲、兩千歲，反而會成為周遭人們的困擾，應當懂得放下才行。

「能夠在不造成家人或自己困擾的時間點死去」，這是值得感激的事。如果在那樣的時期內死亡，容易變成不成佛靈。所以若是各位跨越了那些時期，心想「應該差不多了吧」的時候，就可以希望那一個世界召喚自己前去，能抱持如此心境是再好不過。

4 藉由「信仰力」治癒疾病

只要深切祈念，已擴張的心臟亦可能縮回

西元二〇〇九年七月，日本的器官移植法經歷了一次「修正」。

在那之前，日本法律不允許孩童的器官移植，許多人採取「募集幾千萬日圓的捐款，到美國接受移植手術」之作法。

這麼一來，有很多人認為這樣的難度太高了，希望日本國內也能

開放腦死孩童的器官移植，因而日本政府「修正」了器官移植法。

然而，即便在腦死狀態下，當事人的性命尚存。這麼一來，簡直就像是創立了以孩童為對象的「合法謀殺法」。

日本國會可以制定「判人死刑的法律」。從某個角度來說，彷彿國會擁有了「殺人的權利」，制定死刑還無所謂，如今是訂定了「把將死之人認定為已死之人」之法律，從人民的立場來看，那就太過分了。

必須移植心臟的患者，主要是罹患了「擴張型心肌病」。

若能讓病患脹大的心臟恢復到正常大小便能痊癒。但在醫生的常識裡，心臟就像是用牛皮紙或布片貼合而成，一旦脹大便無法再縮回。

因此醫師在治療這種疾病時，總抱持「只能接收別人的心臟，把原本的心臟替換掉才有救」的念頭。

然而，脹大的心臟其實是有可能再度縮小的。

雖然如此說法違反醫學常識，實際上真的可以縮小。倘若有具備信仰心的人，遇上此等狀況之時，可以實驗看看便能明白，心臟確實會縮小。

最基本的，務必強力祈念「縮小吧」才行，要向心臟訴說「縮小了才會變好」。心臟的收縮力道因為脹大而轉弱，縮小一點心臟的運作才會比較輕鬆。

雖然擴張型心肌病被認定是「治不好」的病，但實際上幾乎都能藉此痊癒。

不可能之事變成可能的時代已然來到

但是，還是有怎麼樣也治不好的病。有時候，基於此人的天命，必須得在此時過世；也有些人的人生計畫中必須經歷疾病。如此情形，就會出現無法治癒的例子，但除此之外的病症都能痊癒。

能在醫院治癒的疾病就到醫院接受治療，這沒有問題。但是難治之病或稀有病症大多與靈性有所關聯，假如在醫院也治不好，甚至主治醫師也宣告「沒救了」，我想就是幸福科學出馬的時候了。

若是無法在醫院治癒，就請透過信仰的力量來治療。若是「應當康復之人」自然就能治好。好好地理解本會教義，自會明白沒有治不好的可能。

不僅如此，最近本會開始引來外星人的力量，如今已超越至今為止的靈性療癒力，並開始執行「昴宿星痊癒力」及「超級織女星痊癒力」等祈願。

將不可能化為可能的時代已然來到。

這對現代人來說，或許實在難以置信。不過耶穌曾經復活的故事眾所皆知，奧菲爾利斯（西元前四千數百年時，出生於希臘的光明大指導靈，在埃及神話裡則被稱為歐西里斯）也在被殺害且分屍之後，其屍體被重新組合而成功復活。

現代的外科醫師聽到這些想必會激烈反對吧！不過根據我靈性解讀外星人的結果，是織女星人使他們復活的。借用科學技術進步之行星的力量，就能辦得到這樣的事。

如今幸福科學正引來此等驚人外星人力量，今後，疾病的治療法將有長足的進展，蘊釀出超過「新幹線」之力道，或許可謂之為「磁浮列車型」的治療法。

以整個教團來說，今後的要務即在於建構起信仰空間。若能成功，想必能引發更多奇蹟。

附帶一提，構成本章節之內容的講演有錄影，可於幸福科學各支部或精舍觀看。ＤＶＤ同樣具備治療病症的效果，請不斷地反覆觀看，直到理解為止。

第三章

消滅癌症之道

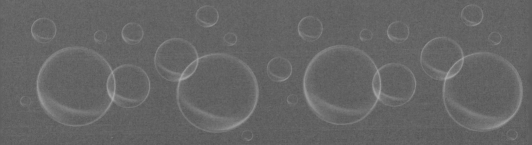

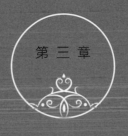

1 「治癒疾病」是宗教的王道

「消滅癌症」是宗教的典型主題

本章的章題是「消滅癌症之道」。

這是我鮮少講述的主題，不過這是宗教的典型主題。於戰前成立的宗教，幾乎沒有一處不曾提及「癌症消失」的內容，並且幾乎都以此來進行傳道。

然而，由於戰後醫學及醫院的蓬勃發展，以宗教的立場，對此就逐漸變得難以表達自已的主張。

但是在幸福科學裡，正如《幸福科學》月刊亦常刊載的，到處都有癌症消失的故事。或許也到了該以宗教立場嚴正表明「宗教能夠治病」的時機了。實際證明的力道已相當程度地展現出來，我想該是時候表明了。

本會既進行外星人的研究，亦參與政治活動，對於各種領域皆有涉獵，但是「治癒疾病亦是宗教的王道」，我想現今已經到了可以充滿自信談論如此內容的時候。

與我進行問答之人，潰瘍病狀消失

去年（二〇一〇年）的夏天，我在日本信州的某個支部進行說法。法話之後照例備有問答時間，那場提問的是一名五十幾歲的男性（問答內容收錄於本書的第四章之第一問）。

這位男性帶著他八十幾歲的父親一同來到會場，並問道：「父親罹患耳朵的疾病，幾乎聽不見聲音，另外也不願聽我談論佛法真理。請問我該怎麼做？」

聽聞他的話，我當場進行靈查，做出了以下回答：「父親耳朵幾乎聽不到的狀況，原因不在你父親身上，而在於你。你太會說教了，想必你父親常常想著『不想聽你說教』，進而使得聽力慢慢衰退。原因是出在你身上。」在會場眾多人士的面前，我斷定了他父親的症狀源自這個兒子。

如此回答想必讓這位人子出乎意料，自己努力學習佛法真理、努力精進，卻反受到責備。

或許他心想「大概是有什麼東西附身在父親身上，才讓他聽不見的吧！大川總裁應該有辦法把那東西趕走」，可能預想著我會跟他父親說「你這些地方做錯了」，替他訓誡他的父親。

然而，卻是自己受到我的一番責備，「錯在你，你身為兒子，卻對父親抱持強烈的責難之心。若你不改正如此態度，父親的病就治不好。是他不想聽你說話的心情，導致他耳朵聽不見，問題出在你身上」。

聽到我的回答，他雖然感到訝異，仍接納了這個說法。

當時的問答就此結束，不過之後的情況有了變化。

其實這位兒子在先前一個月做了健康檢查，發現了十公分左右的直腸潰瘍。但那天在會場受我責難之後深切反省，在第二次檢查時發現潰瘍狀況消失，連醫師都大吃一驚。

我並非是想要治療這名兒子才給予那樣的答案，我只是單純指出事實，「是你做錯了，你對待父親的態度有偏差」。

當事人從未料想過會是如此結果，於是反省「原來是自己不好啊！」

原本以為是「父親有過錯」，為了替父親累積功德，才將父親帶到幸福科學的支部，但卻反而替自己討了一頓罵。這名男性回去之後，經過一番反省，自己身上的潰瘍就隨之消失。

痊癒的不是父親的耳朵，而是與其完全不相關，出現在自己身上的潰瘍症狀，效果顯現於完全不同之處。

這個故事發生在日本信州的某個能量景點，而且是不久之前的事，並非是遙遠的過去。

我壓根沒想過要替他治病，只是單純地指出他想法的錯誤，要求他改正心念而已。但是當事人身上的潰瘍卻能就此消失且康復，這種事確實發生過。

察覺不曾知悉的原因進而治癒之例不在少數

很意外地，人其實時常有所誤解。由於很難客觀檢視自己，所以常常會誤判，進而向外尋找原因，疾病正是其中一個典型的例子。

首先應當理解，類似感冒等常見疾病，起自物理性的原因。冬天穿的單薄走在外面，大抵都會感冒，這是理所當然之事。

除了這類疾病之外，那些很難治癒的重症，通常隱含某種精神性的原因。並且，當事人常常未曾察覺主要原因。那些自己沒有正視的部分，一直在水面下暗自進展，病情亦隨之加重。

我的著作當中，有一本以「治癒疾病」為主旨的書籍，書名是《超級絕對健康法》。

我的一位祕書將這本書送給他的祖父。平時不怎麼願意閱讀本會書籍的祖父，他卻讀完了這本書。不僅如此，祕書的祖父原先罹患失智症，也就是俗稱的老人癡呆，卻在看完那本書之後，被醫學判定康復。

這段插曲非常值得相信，因為出自於與我關係接近之人。故事主角亦仍在世，是個能夠得到確認的事實。

「僅是閱讀本會的書籍便治好了失智症」的事例真實發生，至於「怎樣的疾病，能透過怎樣的形式治癒」狀況則是各式各樣。

由於絕大部分的病情來自當事人未察覺的原因，所以「察覺不曾知悉的原因進而治癒」之傾向特別顯著。

人的內心總有自己看不見的部分，當這部分創造出疾病時，藉由對照真理而自身有所察覺時，疾病便會開始崩解，最終獲得痊癒。

說到底，人的本質是靈性存在，如此靈性的存在寄宿在肉體中，對於肉體持續產生影響。其實，人的本質是以靈體為「主」，肉體為「從」。

正如本會的根本經典《佛說・正心法語》當中，「真理之詞『正心法語』」之經文所述「肉體是靈的形影」，只要抱持如此想法，改變己心態度，肉體就會跟著產生變化。

然而，己心哪個部分有所扭曲或錯誤，就必須透過學習佛法真理以及和法友們法談，自己親身察覺才行。

倘若沒有確立信仰心，就很難靠宗教治癒

先不論一般性的小病症，我認為「即便是會對人生帶來某種程度影響力的嚴重病情，大概有七成左右是能夠治癒的」。

本會當中，已經出現過眾多這類的事例，我正思量著「該是時候建立起一個具完整體系的方法論」。

我在過去不主張「治病」之說，是有理由的。

這是因為，說到底，若想靠宗教力量治病，信仰心之先決條件不可或缺。當事人有否建立起信仰心，這點至關重要。

閱讀基督教的《聖經》可以發現，耶穌反覆詢問「你相信我嗎？」這正是在質問對方「是否具備信仰心」，並要求其「實踐自己

所信」。未先建立起信仰心，病是治不好的。

這是因為「沒有信仰心」證明當事人無心相信非存於世間之事，不願相信超越世間層級、高高在上之「偉大力量」。

把自己封閉在世間思考，最後只是枉然。近代醫學只從唯物論的角度看待人的身體，把人體當做是故障的車輛對待。

然而，人的身體具備著自行讓疾病痊癒的能力。

在治療疾病之時，可以動手術、吃藥，用上各式各樣的「道具」。但是，光是這樣並不足夠，若是當事人未具備治癒能力，疾病便無法治療。

「動手術就會康復」只是迷信，手術需切開肉體，這在古早時代，就像是切腹自殺一般的行為。讓身體受傷，進行會使人出血過多而死的手術，卻宣稱這能「治病」。雖然有的時候仍會因當事人深信「動手術就會痊癒」而真的康復。

醫生們總認為「切除不良的部分就能痊癒」。然而「能夠生出這些不良部分」，就表示肉體本身便具有製造這類東西的能力。

因此，不論切除哪個部分，身體都有能力在其他任何部位繼續製造，這在醫學稱之為「轉移」現象。

所以，治療實應從根源下手才是。

2 為何會有人罹癌？

善人亦會罹癌

世上有無數種疾病，若要列舉每一種病徵一一說明，實得花上一陣工夫。

於是，我打算透過本章，針對癌症重點敘述。

我在《超級絕對健康法》一書已有所提及，為謹慎起見，容我再提一次；「壞人會罹癌，好人不會得癌症」這種說法是不成立的。

即便是竭盡努力、活躍於世間之人，也常死於癌症。這樣的人士若因此被他人以為「原來那個人是壞人呀」，想必會懊惱到無法返回天國吧！

然而，人並非是身為壞人才得癌症。癌症為三大死因之一，只不過是一種死法而已。世上有許多人因癌症而去逝，並不代表這些人全是壞人。

不過，每當有人罹患癌症時，亦非全無法則可循。若是那般法則運作，即便是好人也會得癌症，甚至因此而死亡。

這些人大抵擁有極強烈的責任感，承接非常困難的工作，深感壓力，經常煩惱掙扎且苦悶。這股煩惱、苦楚、壓力，化為實體展現於外便形成疾病。於此情況下所產生的疾病有很多種，癌症便是其中最為典型的一種。

增生於體內之異物為瘤，增生於體外即為疣

說到癌症，基本上就是人體內出現「依照原本設計不應存在於人體的東西」，也就是內臟等部位出現異物。

首先，腫瘤產生，腫瘤變大後成了癌症。癌病擴大後，醫師宣告這位病患「已出現轉移，治不好了，太遲了」，之後病患就此辭世。

異物出現於內臟等體內的部位是為腫瘤，若顯現於外側就只是疣。體內產生腫瘤，與體表長出疣，其實是同樣的狀況。

各位想必也都曾經歷過身體長疣吧？

我在一九九〇年左右時，比以往胖上許多，左臉靠近脖子的部位長了疣。之後瘦下來，疣就跟著不見了，就只是這樣而已。也就是說，疣是多餘的脂肪或老舊廢物排到外側而成。至今已不再長疣，徹底消失了。

同樣的理由，疣長在內臟便成了腫瘤。疣是身體不需要、想要排到體外的東西，類似毒素的東西實體化的結果就是疣。

有許多藥能夠治療這些疣，但若於體內形成就變得「很不得了」，必須動手術。

我從高中二年級、三年級，到進入大學就讀後的一小段時間，手臂之類的地方時常長疣。在那之後，除了上述提及的那一次，就都沒有再長過。

當時聽說「薏仁治疣很有效。飲用薏仁熬成的水，並將熬過的渣抹在疣上，疣就會消失」，於是我也親身實踐。實際上是否真是薏仁的效用，我也不是很肯定。總之待察覺時，疣已消失，或許薏仁真的有效吧！

再仔細回想起來，我想當時的我，為了考大學而有著不小的壓力。同時為了維持體力，吃了不少東西，因而胖了不少。

但在進大學之後，上了體育課，更為了買書而節省飯錢。不知不覺一學期就瘦了七、八公斤。

從那之後，就再也幾乎沒遇過長疣的症狀。說不定單純就只是「因為變胖而長疣」而已。

內臟產生異物時，說到底，仍是由「想要排泄類似毒素的東西」之心境而出現。

而如此現象並非肯定會演變成癌症，只要能透過別種形式，將其排出體外，想必就不會形成癌病變了。

根植於潛在意識的「自我破壞意念」即為癌症的成因

前述已提及容易罹癌之人的精神傾向，「罹患癌症的不全是壞人」算是一段能做為慰藉的說詞。

於此想再提醒一點，「累積太多怒氣，也容易形成癌症」。生氣到難以自己，那股憤怒的心念累積過多時，便容易形成癌症。

另一方面，習慣直接將怒氣表現於外的人，除了其性格將招致身邊人們的反感之外，不僅會替自己製造疾病，甚至可能讓接收怒氣的人也跟著生病。

不僅如此，若是遭受精神打擊，例如「大考落榜」、「事業失敗」、「失戀」、「遭逢意外事故」等等，亦為構成疾病的原因之一。

承受精神上的打擊時，這份心念想要構成疾病，便會尋找身體容易產生病徵的部位，最後病況即從這個部位開始顯現。

其中更不乏某些人的身體會製造出堪稱世界一奇的病症，也有人創造出史無前例的疾病。

罹患癌症時，一般來說，是當事人在人生過程中，基於某種轉機，遭逢窮於應付的意外或境遇，愁腸百結，任由「想要破壞自己」這等自我破壞意念，於潛在意識裡不斷膨脹而致。

幸福科學長期推動「防止自殺運動」，其實每一個人都必須親身實踐「防止自殺運動」。因為人們常常暗自進行著「推動自殺運動」而不自知。

當遇上某種嚴重的失敗，感到極度愧疚，或許會產生想死的心情吧！如此心境正是疾病成因之一。

然而很多時候，自己人生中的重大困難、不順遂、痛苦經歷等等，在他人眼裡看來卻沒什麼了不得之處。就像俗語說的「旁觀者清」。旁人從他事不關己的立場來看，通常會有「那種事不是很常見嗎？沒什麼大不了」的感受。

舉例來說，假設現在出現了「公司經營不善，快要倒閉」的狀況，對這間公司的社長來說，想必是天搖地動一般的巨變。但從世間整體的角度來看，日本每年都有近兩萬間公司歇業，若業界景氣不佳，公司經營不善，絕非少見之事。

只是，假使將如此事態視為難以接受之事，受到過大打擊的社長大抵都會生病。

若是生病的話，就能搶在公司倒閉之前，早一步規避責任，主張「因為身體狀況欠佳」，同時也能當做事業發展不盡人意的理由。即便其後破產，更能辯稱「公司本來不該倒閉，是因為我生病才經營不下去」以逃避責任。

基於如此心態，當一間公司經營不善，社長的身體就會開始損壞。

表面意識未有破壞自己肉體的念頭，然而潛在意識，也就是水面下的心念，實則為了保護自身的自尊，一直懷著破壞的念頭。

當一個人不能接受失敗時，就會遭遇這種狀況。

容易罹患乳癌與子宮癌的人

兩性關係當中，也有類似的狀況。若是夫妻關係不圓滿，有很多人亦將因此罹癌。

尤其是女性，特別常罹患乳癌或子宮癌。

若過度累積夫妻之間的爭執或糾葛而生的心境，便會在女性特有的器官產生病變。

這是無法論善惡的問題。於人際關係當中，陷入無法協調的狀態而導致痛苦與煩惱是很常見的情況，而這些煩惱與苦楚就會體現於肉體的某個部位。

近來似乎有越來越多未婚的單身女性罹患乳癌的情形，我認為那些人「恐怕有某種苦衷」。「想結婚、生養小孩」的家庭願望，及「想在工作上打拚」的願望相互牴觸碰撞，導致當事人的苦惱之情，很容易因此形成乳癌。

這是因為若是得了乳癌，就能死心當作放棄結婚選項的理由。若是想要工作的心情較為強烈之時，也可能演變成同樣結果。

另外，子宮則較常因夫妻關係或親子關係而產生病徵。想必在生病之前，夫妻之間或親子之間，曾有過一番充滿怒氣的往來吧！在生病前，勢必已累積了許多不滿的情緒。

3 與疾病對抗所需的基本心念

疾病擔任「保護當事人自尊的作用」

生病這件事，從某個角度來說，是代表對當事人發出的求救訊號，是肉體發出「不妙了」之警告。另一方面，亦是在精準地為當事人於世間失敗的部分做辯護，扮演保護當事人的角色。

至於要保護哪個部分，那就是當事人的自尊。人若是喪失了自尊，難免會失去生存下去的氣力。

當一個人怎麼樣也不願承認「由於自己缺乏實力或才能，而在人際關係與工作上均遭逢瓶頸」的這個事實時，為了替如此現實辯駁，自然會出現病症。這是因為，生了病就能以此為藉口，諸如「我本來想要達成那個目標，但是生了病，才無法如願的」等等。

因此，當一個人的病情源自於內心的糾結時，只要當事人在某一天徹底地改正心念，疾病亦將隨之痊癒。

即便是異位性皮膚炎亦同。比如說，當母親察覺到真理，心境一轉，罹患異位性皮膚炎的小孩身上病變的皮膚可能開始一片片剝落，重現光滑肌膚。我也常收到類似案例的報告。

人若於內心有著不協調之處，最後會表現在肉體狀態上。心就像是「藝術家」，有如在畫布上繪圖一般，透過身體表達其意志。

人同時具備著「察覺之心」與「未察覺之心」，而未察覺之心的部分，藉由病變或疾病向當事人表達其狀態。

對於這部分，務必要客觀檢視。當身體生病或狀況不好的時候，務必仔細思量，在那之前是否遭逢某種事件。

因教育的壓力一度引發老花眼的經驗談

我現在的裸眼視力為「一點五」，看得非常清楚。

不過，說來挺不好意思的，大約十年前，我四十四歲前後的時期，由於越來越看不清楚書上的文字，曾經一舉購買大量的老花眼鏡，放在家裡各處。並且，當時還會在脖子上掛條繩子綁著老花眼鏡，就這樣在家裡走來走去。

當時我想「是因為自己年紀越來越大，視力也跟著變差了嗎？以前視力很好的呀！」

然而，仔細思量之後，莫名覺得這跟我孩子的大考有關。我察覺到「說不定是來自對那件事的壓力也說不定」。

當時正值我最大的孩子即將應試的時期，我自己也因為這件事多感勞心，心想「應該是因為這個原因吧！」並將老花眼鏡都收起來，好一段時間放置不管。

結果之後大約一個禮拜，我的視力就恢復正常。假如當時我繼續配戴老花眼鏡的話，恐怕直到現在，視力狀況還是一樣惡劣。

如今，我仍然以裸眼的狀態一年閱讀約兩千本的書籍，而且還是以一般認為會導致視力變差的姿勢閱讀。之所以會如此，是因為我抱持著「我必須閱讀」的強烈心念，時常對我自己的眼睛喊話「眼睛是我的『生財工具』，看不見的話就麻煩了」。

人受到精神上的打擊時，世間有著「前途一片黯淡」、「眼前一片黑暗」之類的說法。如此形容實在很妙，因為一旦認為未來一片陰霾，眼睛就會真的跟著看不清楚。

在某種程度上接受不如意的事

我的身體曾經有過結石的症狀，當我仔細審視結石產生日期的因果關係時，發現結石常發生在我小孩即將參加大型模擬考試的時候。一對照之下，發現兩個日期完全重疊，可謂為百分之百的「命中率」。

小型模擬考試的時候不會發生，僅於大型模擬考試才會產生，當時我想「我真的是過度勞心了啊！」

最年長的孩子遇上考試時，我還不習慣。但是到了老二、老三的時候，已經越來越熟練，看到小孩模擬考試的成績時，甚至還能平心靜氣地給予建議；「這種數字不能成為參考。有人合格率百分之八十卻落榜，也有合格率才百分之二十或五十的人考上。只有正式考試的時候才能確定結果。」

只要小孩子也跟著改變想法，認為「入學考試合格的話值得慶賀，落榜時也可以感到悲傷，但更重要的是有著接受任何結果的心理準備，過程中盡力提升自己的高度」，不論結果如何，就應該不會受到太大打擊。不過，說到底，若想達成那等成就，需要在世間累積許多修行。

方才以小孩子的情況為例，但是大人也會遇上相同的狀況。諸如在工作等各方面，勢必時常會出現「自己這等程度之人，竟會犯下這種錯誤，真是丟臉」的念頭，我想實際上也不乏受到他人責備的狀況。

若是如此，身體很快就會創造出疾病。這話聽起來或許有點壞心，但疾病確實會因此產生。

接著，當一個人成為病患，來自周遭的責難之聲將立刻停止。

因此，眾多疾病都是當事人自己製造出來的。

尤其是年紀越來越大，對於周遭的貢獻越來越少的時候，也會因為同樣的理由而想要生病。為了避免被身邊的人責怪，為了保護自己，於是產生了疾病。

然而，實際上真的患病之後，將導致自己的身體失去部分自由，轉而向周圍的人們傾吐抱怨話語或不滿之情。

我認為這個世間的生活本就不是百般自由，有著太多自由受限或無法隨心所欲的狀況，人應當適度接受這些令人感到不滿意的狀況。

全世界的人全都順利進入自己的第一志願就讀、任職於最優先希望的公司、中一億日圓的樂透，這種事情是不可能發生的。要是大家都如願獲得一億日圓的獎金，主辦單位肯定要破產。

例如小鋼珠的店家也是一樣，若是所有的珠子都落進大獎的洞裡，店家肯定要賠到破產，因而將機台設定成只有百分之二十五左右的中獎機率。

就像這樣，世間本來就是由許多不盡如人意之事構成，而人生的深切滋味亦存在於如此過程之中。

藉由「心的強韌度」跨越人生大小事

人的一生總會發生大大小小的事件，產生各式各樣的煩惱。人生永遠有著各種遭遇，重點在於怎麼去跨越。一如衝浪般，必須高明地越過浪頭，不讓自己受重傷。若是未能跨越大浪，使得衝浪板整個翻覆時，人就會生重病。

我認為差別在於心的強韌度。去年我出了一本書，名為《Strong Mind》（幸福科學出版發行），請各位務必以書中所說明之強韌心境來跨越人生的大小事。

當內心孱弱，即便一般人能夠忍耐的芝麻小事，亦可能造成極大傷害。自己不斷於內心反芻，小事也將如雪球般滾成大事。

這種情況，在某種意義上，可以說此人只顧著想自己的事，抱持以自我為中心的心態。旁人看來清晰明瞭的事實，當事人卻無法理解，一心認為那是起重大事件。

然而，那些狀況確實有如海浪，必須加以跨越。重要的是要盡快跨越之，並將人生導向更積極、更具建設性的方向。

就像這樣，各位必須具備足以越過浪頭的力量。

4 消滅癌症的方法

人生本來就有起有落

那麼，若想消滅癌症，究竟該怎麼做才好呢？

癌症的產生，絕大多數來自「複雜的人際關係」所帶來的內心痛苦或糾結。人生有如高難度的拼圖，蘊含眾多難以解開的問題。當人們為了這些問題而煩惱痛苦之時，就很容易形成癌症。

當然，其中有些問題並非立刻可解。只不過，世上有許多當下解不開之結，卻能隨著時間經過而解決。對於如此問題，必須做好心理準備，就想「事情就是如此」。

例如，曾於明治維新時期大展身手的勝海舟，生前曾經提倡「人生十年週期說」，主張「人生以十年為週期而產生變化」的內容。

人生確實會以大約十年的週期，態勢時高時低而變化。人生走上坡時，諸事順利，能夠獲得地位；但進入下坡路段後，也得低迷個十年。

遇到下坡時，最重要的是，不過度失望也不大肆喧嚷，為了迎接下一個十年的上升階段，努力蓄積自己的力量。

勝海舟生存於那等亂世，被刺客襲擊過二十幾次，仍活到七十七歲，壽終正寢。以現代觀點來說，等於是活到百歲之高齡。

他在某一天泡完澡，在走廊上踩了幾步之後，感覺到「心臟出了問題」，緊接著就離世。勝海舟活到那把年紀且順利迎接大往生，與其他同為「維新志士」多以被殘殺結束生命的人們不同，著實地走了一場巧妙的人生。

這樣的人主張「人生有其週期」。

請各位也在某個程度上對人生抱持達觀，接納「人生本就有起有落」之事實，這點非常重要。

做好接受最惡劣狀況的覺悟

人生過程中，不會永遠都是順風，或許也不全是好事或成功的經驗，所以請務必善於跨越逆境。

相信各位亦接收到許多來自他人的「毒」，要放出毒是那個人的自由，這也是沒辦法的事，但各位必須留意，不能太過於「食用那些毒」。

世間有很多人扔出那些「毒球」，但那是沒辦法的事，要讓那些人不扔出那些毒球，必須有相當大的力氣，然而至少各位沒有必要去吞下那些毒。

「完全不承受任何壞事」並不容易辦到，重點在於面臨壞事時，能夠平心應對，別把它留置於心上。

在這世間「諸行無常」，請務必讓自己的心，有如清爽流動的小河一般不斷改變，別把問題變得更嚴重。

並且，預期人生中可能發生的最糟糕事態，做好接受的覺悟，便能順利地度過人生。

那麼，對於罹患癌症的人來說，最惡劣的狀況是什麼呢？想必是「死亡」吧。不過，關於死後的事，我曾在其他著作裡詳細說明過。「地圖」已經準備好了，只要閱讀了那些書籍，就能完全明白死後世界的樣貌，完全不需要擔心。

不明白死後世界的人，對於死期將至，想必會感到痛苦。但對於死後的世界，我非常明白，並且早就明白。關於死後世界等等，醫學未能解釋的事，宗教已經做出了解答。

此外，對於將死之人，在往生之前也有相當程度的「入學準備期間」。可能是三個月、半年或一年，把這段期間視為「入學考試」的倒數天數，於此期間進行最後的準備衝刺，盡量爭取一些世間成果的分數，就有機會於來世前往「愉悅的世界」。

日子所剩不多的人，更應加倍努力增加分數。即便罹患癌症，只能等待死期到來的人也一樣。因為不管是誰都難逃一死，絕對沒有人可以永遠活著。

因此，若覺得「已經沒救了」，就請放寬心，在餘生中努力提升人生的分數吧！

面對癌症的簡單應對方法

①抱持感謝之心

接下來，將針對「如何治療癌症」一事，提供幾個簡單的應對方法。

首先請務必抱持「感謝之心」。罹患癌症的人，感謝之心大多不足。

尤其是不怎麼感謝雙親的人比較容易罹癌。一般人通常不會意識到時常將雙親的恩情視為「理所當然」，不對父母抱持感激之心。若是得到癌症，請務必要對雙親懷抱感謝之心。

此外，也應對家人、朋友、法友等人們抱持感謝之心。

這是非常重要的一點。

② 反省自己責任範圍內之事

另一件重要的事則是，對於自己責任範圍內之事深切反省。

有些問題或許確實超越自己能夠負責的範圍，例如，即便你認為「無法替世界經濟大恐慌負責，實感遺憾」，但再怎麼想，仍然超出一個正常人能負責的範圍，這部分還是中央銀行或世界銀行的總裁去傷腦筋就好。

不必去攬那麼大規模的責任，請試著在自己能夠處理的範圍內，仔細地反省。

③努力修復人際關係，衷心祈禱對方的幸福

接著，在人際關係方面，能於現實當中修復的隔閡，請務必努力修復。而那些沒有機會修復的，也請在心底深切祈禱。

舉個例子，可以如此試想：「某某某，先前諸多失禮與失言因而傷害了你，真的非常對不起」，在心裡向對方致上歉意，或是祈求對方的幸福。

就像這樣，請務必實踐「感謝」、「反省」與「祈禱」。

④盡力展露笑容

同時，也請訓練自己能展露笑容。

笑容能夠治療癌症，請多多製造笑容，笑容是治療癌症的「特效藥」。

隨著人年齡漸長，笑容常會越來越少。當人不再展露笑容，病徵便將成反比顯現。

因此，各位務必練習展現笑容。

笑容也是對他人愛意的表達。

滿臉笑容的老人家比較受人喜愛，這道理很單純。受人喜愛不是因為自己有錢；若是經濟狀況優渥，能發給孫子們零用錢，應該會很受孫子們歡迎，不過除去這個要素，基本上，大家都會喜歡笑容滿面的老人家。

這是零成本的投資。只要當個永遠懷著笑意的老人家人們就會歡迎你。受到歡迎之後，眾人對你的喜愛之情便將成為治療的藥劑，形成療癒內心煩惱或疾病的力量。

請各位努力「讓笑容發揮治病的藥效」。

欲製造笑容需要從內心下工夫，再加上一點習慣的調整。透過笑容能向他人施愛，這就有如向日葵。向日葵總朝著太陽綻放它大大的花朵，永遠面向太陽這就是向日葵的天性。

人生的境遇各式各樣，自然會有煩惱、會有痛苦，但仍需展露笑容盡量將臉轉向幸福的那一面，並且對於自己擁有的事物表達謝意。與其專注於不足之處，不如感激已經擁有的。

就像這樣，一般來說，必須要以雙親為中心進行感謝及反省。此外，當有機會修復與特定對象的關係時，務必實踐前述兩種行動；若是無法修復，便在心中深切祈禱，默默表達真誠的歉意。最後，再將笑容做為治療藥。

請嘗試用這個方法與癌症對抗。

或許聽起來很像說謊，但實際上，如此方式比醫院開的藥更有效果。執行這些方法不需花上一毛錢，就當做被騙，試看看吧！肯定有效。

最好的處方箋是「信仰心」

當然，請務必知道「最好的處方箋是信仰心」。世間有很多宗教能夠治病，而本會是愛爾康大靈所指導的宗教，必須得治療更多的疾病。

信仰心是做為宗教的文化，今後，隨著本會信眾們的信仰力量不斷增強，將有更多疾病獲得康復，各式各樣的病症都能獲得療癒。現今治療方法還不夠強大，若是信眾的信仰心持續變強，必定能治癒比現在多上一百倍的疾病。

衷心祈盼各位建立起最有療效的「信仰心」。

請務必相信，「世上沒有治不好的病」。

第四章

疾病靈性解讀（Q&A）

1 「耳癌」與「中風」之成因

Q1 容我針對現年八十二歲的父親的病情來提問。

我的父親在四十歲時罹患耳癌（外耳道膽酯瘤），現在幾近失去所有聽力。並且在六十幾歲時罹患大腸癌而接受過手術。最近又發現了食道癌的症狀。

大川隆法 真是多如「疾病的百貨公司」一樣啊！

Q1 是的。雖然我的父親有信仰心，但不論我怎麼跟他傳道、講佛法真理，他都不想聽，不願意聽從我的建議。

今天為了將父親帶到會場來，我對父親說「反正你也聽不到，就用心感受總裁的法話」。

這麼說有些不適當，但父親多次罹癌，實在是令我……。

大川隆法 次數確實有點多啊！

Q1 不過父親很努力生活，精神也很好，我想或許他還有著某種使命。面對這樣的父親，我該如何傳道比較好呢？

大川隆法 似乎應該調查一下癌症發生的理由比較好，我就來檢視一下吧！

Q1 感謝您。

提問者父親的病症源自「親子間的疙瘩」

大川隆法 父親的姓名是？

Q1 他名叫〇〇〇〇。

大川隆法　就是坐在你旁邊那位嗎？

Q1　是的。

大川隆法　那麼請給我一點時間。（在演講壇上伸出右手，進入靈查，沉默約五秒鐘）

這個人為什麼會多次罹患癌症呢？（沉默約十五秒鐘）

嗯～。（沉默約十五秒鐘）

原因出在你身上啊！（指向發問者）

Q1 非常抱歉。

大川隆法 生病的原因出自你。你就是父親生病的原因。（沉默約五秒鐘）

理由有二。（沉默約五秒鐘）

其一，你們之間有著不少疙瘩啊！過去你勢必與父親有過爭執。這是出自何事的心結呢？（沉默約三秒鐘）

你們兩位似乎都是優秀人士，是不是為了計較「到底誰比較優秀」，而出現了心結呢？

我從你心底聽見喊著「真是受不了，老爸，別再說了！我比你偉大，所以少囉嗦！」的聲音。

我感覺得到，正是你內心喊著「老爸閉嘴！」的聲音，讓你的父親染上耳朵及其他部位的癌症。

因此，你父親的病情源自「親子之間的疙瘩」，而你雖然希望父親治癒，實際上仍無法放下這個疙瘩，這是第一個原因。

你不該跟父親競爭，你應當將自己的心思投向拯救世上眾人之事。父親是值得你感謝的對象，絕不是你的競爭對手，不該與他起爭執。

提問者幼年時曾受父親阻斷其願望

接著，第二個理由。另一個理由是……。（沉默約十秒鐘）

另一個原因似乎源自你小時候。（沉默約五秒鐘）與方才所說的父子心結也有關係，在你小時候，應該有過非常想做的事，但被父親一句「不准」給駁回，最後未能實現。

對此你心裡有想過嗎？

Q1

我想做的事，父親都有讓我去做……目前想不起有任何特別的事。

大川隆法

嗯～。是這樣嗎？這好像是在懂事之前，年紀再小一點的時候。年齡上來說，還蠻小的時候。

就算你現在已經忘記，請試著以年齡為基準，把自己從出生到現在的人生一一劃分區塊並仔細檢視，勢必會發現。

我想你曾經遇過自己想作的事情受到父親阻礙的情況，因而感到極度不平。因此當時的你，對父親抱持強烈的不滿之情，只是目前應該已經忘記了。

試著回顧自己的過去，肯定會找到這樣一段經歷。

這是第二個理由。

讓父親生病的就是你。由於原因在你，我想你盡量別想站到父親頭上會比較好，這麼做將導致很多疾病。你的父親正在製造很多病情，用來做為對你的抗爭運動。

常見於中風之人的性格特徵

Q1 我自己也在三個月前一度中風。

大川隆法 這樣啊！引發中風的人，大多是急性子，性格經常帶些歇斯底里的成分，所以時常有血液直衝腦門的狀況啊！為避免中風，重點在於維持安穩心境。不能夠讓太多血液衝上頭部，請試著努力將血液降到丹田（肚臍之下的腹部一帶）。人稍微有點肚子，可以產生安定感，就不會因為一點小事而生氣。我認為你應該給予你父親更多自由，他已經活到八十二歲了，我想之後讓他隨心所欲就行了，你沒有任何必要去控制他。

還有更多你應當拯救的對象、等待你幫助的人。你應該將力量用在那個方面。

說到底，我想疾病還是源自家人之間的糾葛。

我還可以說明得更具體一點，不過現場還有其他聽眾，這段問答也會被記錄下來，還是說得抽象一點對你比較好。靈能力真的是很「恐怖」的，可以得知細微末節。只是其中也包含了不適合明說的內容，我僅抽象表達。待你自己確實反省之後，應該會有許多新發現。

2 對「腎臟病」與「視力減弱」的看法

Q2 我現在六十幾歲。自從二十五歲創業以來，一直以經營者的身分努力至今。

剛創業大約九個半月的時候，因為腎臟病而住院。並在兩年前被主治醫師宣告「你的腎臟已經是腎功能衰竭的狀態」。

我現在持續與病情對抗，並且想要盡量完成手邊的事業。

希望您賜教我需要的心態。

嘗試靈性解讀提問者「對腎臟的意識」

大川隆法　好，可以請你繼續站著嗎？

（站在講演壇後方，朝著站在會場第一列之提問者的腹部伸出雙手。沉默約五秒鐘。收回右手，左手維持原姿勢）

嗯～。我正在跟你的腎臟對話，我在詢問你的腎臟。

（沉默約五秒鐘）

它說「總而言之，這個人總是勉強自己」。它還說「這個人過度勉強自己」，我（腎臟）負擔很重」。

你應該是個很努力工作的人，從建立公司以來，長期勉強自己，工作時間很長，壓力又大，也很常與人會面，對於茶類等水分的攝取似乎也比一般人要多。

Q2 是的，正是如此。

大川隆法 你大概喝了一般人兩倍的份量啊！

Q2 是。

大川隆法 說不定還不止兩倍呢！茶、咖啡、紅茶等等，你都攝取了一般人兩倍甚至三倍的量。

這對腎臟來說是非常超乎平常的工作量，你的腎臟有點受不住。它表示「份量超過腎臟一般必須處理的範圍，而攝取過多水分的原因出自於工作上的壓力，為求內心安穩而仰賴飲料，你應當消除那股壓力」。

我正在替你的腎臟發言喔！腎臟也有它自己的意志，但是沒有途徑可以表達，太可憐了，所以我代替它說出來。

「很能體會你想尋求安穩的心情，為轉換心境而飲用是無所謂，但是水分攝取的量太多，請換用小一點的杯子。喝的次數變多也沒關係，至少降低一次喝下去的份量。另外也請藉由運動或工作，增加流汗的機會。」

你的腎臟表達了這些意見。

我不太清楚實際狀況，不過感覺得到它多年來一直很辛苦啊！

經營者總會因某事而產生壓力，壓力就會在某個部位以疾病的方式顯現。

這就是所謂的「社長病」，一旦攝取過多水分，不是影響腎臟就是心臟出問題。

攝取過多水分，腎臟負擔過重而惡化，或是因為水分太多導致血液量大增，心臟為了送出更多的血液而工作過量，形成高血壓。之後要是血管變弱，就會變成血管負擔過大而破裂。

就像這樣，症狀通常會在腎臟或心臟擇一顯現。

你似乎非常努力工作，以腎臟的意見來看，已經是「過度負荷」的狀態，你勢必得稍微減輕負擔才行。

決定工作的優先順序，適度將工作交付予他人

你必須思考其他的方式來解除壓力，取代喝水的作法。

你可以試著回到原點，嘗試「決定優先順序」，雖然這也是經營上最基本的作為。

就像是「在經營方面，將應行之事排定優先順序，從最優先的事項開始著手」，並從優先順序較低的事項當中，選出他人也能處理的項目交付給別人。這是一種想法。

又或者，可以反過來決定「次後順序」。列出一個「自己現今應行之事」的清單，從中選出能交代給別人的事情，或者日後再處理的事。

總而言之，你要在工作方面深入審視才行。經營事業之時，起初「身先士卒」的態度是理所當然，不這麼作，也不會有人願意跟上。不過仍需藉由他人來實現事業，那不是自己一個人就能辦到的。

社長身先士卒、以身作則，手下職員們就會跟上社長的腳步。公司草創時期，這是一種好的現象，但不能一路持續到最後。應當適時地切換心境，瞭解「透過眾人成就事業、引領公司的發展」之理。

舉例來說，涉澤榮一這個人經營過五百間、六百間公司，這不是一般人能辦到的事。即便他想要經營那麼多公司，不可能都能一一善加經營，想必是他很懂得其中的訣竅，掌握了最重要的關鍵。此外，他肯定具備了大膽聘用人才的能力。

你在傾聽腎臟之要求的同時，也該回到經營的正途。企業的經營必須透過眾人才能繁榮發展。若能重新安排優先順序，你肯定還能工作很久，肯定有方法讓你執行工作，同時不必過度勉強自己。

類似「一舉打拚至死」這種過度拚命的工作方式並不恰當，我認為適度的放鬆也很重要，偶爾必須暫且放下肩上的負荷。

我也時常工作過量，或許沒資格提醒別人。總之還請你注意以上兩個要點，只要善加留心，我想應能克服那疾病。

某種機能衰退，亦可能代表另一種機能之豐沛

腎臟的部分大致就是這樣。除了腎臟之外，還有沒有其他狀況不太好的地方呢？不過若說「腦筋不好」，我可是不管的喔！（會場發出笑聲）

Q2 我已經六十六歲了。視力確實降低不少。很不容易閱讀⋯⋯。

大川隆法 嗯，眼睛的話，就保持這樣沒關係。

幸福科學的書，都有將字體放大。今天的講演（本書第三章）應該也會出版成書。會盡量放大字體，做成容易

閱讀的書籍。

既然已經六十六歲，單是眼睛還看得見便已足夠。即便看不見，有著同樣狀況的人也比比皆是。

我前往全國各地進行說法時，前一天常會在飯店申請按摩。那些按摩師們真的很聰明。曾有一次，有人跟我說「我十年前也幫您按摩過呢！」我幾乎想說「你在瞎扯吧？」然而他又接著說「您比那時瘦了幾公斤啊！」這真的是與事實相符。

那個人的記憶力很強，並且靠手感就記住了。不是用腦子，而是憑藉手的記憶。

不僅如此，幫別人按摩的人，也會對客人的聲音印象深刻；曾有人說過「這個聲音，我去年十一月時也聽過。當時我也曾幫您按摩了吧？」前一次我住的是不一樣的飯店，因而令我心想「此人記性真好啊！」實在不禁讓我大感訝異。

正如這些例子，即便眼睛看不到，也有人仰賴手或耳朵來記憶。

人若是有某種機能衰退，可能轉而發展另一種機能，不需要太早放棄。心裡想著「視力不好的話，其他功能會加強」就行了。深信「視力變差，或許聽力會變得敏感、嘴巴會變好，或是頭腦變好。其他部位的功能將會變強來彌補」之理，肯定會有器官代替眼睛顯現更加發達的功能。

不論七十歲抑或八十歲，只要善加鍛鍊，能力永遠能夠提升。只要不喪失志向，能力都還能持續提升，絕對沒有問題。

期待你今後的活躍表現。

3 「卵巢切除、乳癌」及「腦瘤」的背景

Q3

容我針對母親的疾病發問。

我的母親今年七十五歲。

今年一月，她的身體狀況開始不佳，檢查結果發現腦裡有腫瘤。母親原本住在九州，但無法在當地的醫院接受治療，便搬到神奈川縣來。正好前幾天療程結束，今天跟我一起來聆聽總裁的法話，真的非常感謝。

母親在二十幾歲的時候，嫁給了務農家庭的長男，生了三個小孩。

三十歲出頭的時候，因病變而切除了卵巢。另外，在三十七歲時接受乳癌手術。

在那之後很健康地以農家媳婦的身分拚命努力工作，但現在到了晚年，又罹患了那般疾病。

母親三十幾歲左右，一邊養育小孩一邊執行家裡的工作，在最拚命的時期生了兩次大病，晚年又得了腦部的疾病。

為什麼我的母親會得病呢？懇請賜教其原因，還有會產生這些疾病，對母親，或者對支持母親的家人來說，又代表了什麼意義呢？

與「身為女性的美麗生存方式」相違之事

大川隆法　你的母親在會場的哪個位置呢？（母親於偏後方的座位區行禮）我看到了。午安。接下來可能會提到觸及個人隱私的內容，可能會讓妳有點尷尬，這部分不會寫進書裡，可以請教妳的姓名嗎？

Q3　提問者的母親：我叫作○○○○。

大川隆法　今年七十五歲呀？

可以讓我調查一下嗎？不確定會看到什麼，但我會留意我的用詞。想知道的是「為什麼會生這種病」對吧？

（雙手握拳，舉到約肩膀的高度，從講演壇的位置針對提問者母親的人身進行靈查。沉默約五秒鐘）

關於前半輩子的病情，兒子似乎有一些沒能理解到的部分啊！在兒子沒注意到的地方，母親確實多有辛勞，感覺得出來有些心結。

這兩種病（卵巢切除與乳癌）也是一樣，恐怕源自農務及與家庭關係的影響。

兩個狀況都發生在與女性關係密切的部位，從這點來看，應是在人生的自我實現方面，自己想以女性的身分，維持如此姿態的願望無法達成而導致痛苦。我想在那個時代，這是很有可能發生的。

雖然是不太好聽的說法，傳達到我內心的聲音說著「當人媳婦、作牛作馬」。

如此「作牛作馬」的心情，的確違背了身為女性的尊嚴，或者是說違背了美麗的人生姿態；我想或許正是如此心念導致疾病的產生。

再說得更深入一點，就得具體指出與家人之間人際關係的問題，不過現場還有其他人在，無法在此明說。

但是，很明顯地，看得出家庭關係有其不協調之處。並且母親本身確實抱持著「作牛作馬」的不滿情緒。

這是關於年輕時的病情的說明。

不願憶起之過往的累積，容易形成腦部疾病

接著針對晚年的疾病說明。

回顧母親的人生，自己認為「我很幸福」的期間似乎非常短暫。越是回想，越是看到更多不幸福的回憶。

面臨此等狀況時，基於防禦本能，自己會試著將這些記憶淡薄處理。這麼一來，就容易形成失智症或腦部的疾病。

簡單來說，就是不想憶起過去的心態。「不想記起來」的心情製造出大腦的病症，好讓自己忘卻很多事。

若是回想起來而感到開心，就不會產生這種病。不願回

想的事占多數時，便期望「想要忘記」而引發腦部疾病。

母親一生的記憶當中，肯定有許多深感苦惱的時期，感到幸福的時刻非常地少。

若是現在幸福，過去的不幸經歷就會變成金黃色

至於該如何應對這樣的狀況，首先，周遭的人應當對母親表達更進一步的感謝。接收到身邊人們的感激之情，能於現在感到幸福的話，過去的辛勞亦將轉為幸福的回憶。

我時常說「過去無法改變，但未來可以，未來還可以改變。對於無法改變的過去，只要加以反省並記取教訓便足夠。今後持續努力，播下好的種子，便能改善未來」。

只不過，即便明白這個道理，難免有人會認為「超過特定年齡之後，就算播了種，未來的改變幅度也有限吧！」。

對於有此念頭的人們，我在《超級絕對健康法》這本書裡也曾提過，「若是現在幸福，過去的不幸經歷就會變成金黃色」。

只要覺得現在幸福，便覺得「過去覺得不幸的經歷全為建構這份幸福，是很好的磨刀石」。

所以，為了讓母親現在感受到幸福的心境，周遭的人必須努力創造出那樣的情境。

母親的病情恐怕是來自「不想回顧那些不幸的回憶」，進而防禦本能有所運作。

在母親身邊的人們，能夠做的就是盡量善待並感謝母親。即便不善於透過言語表達，請全家人一起在心裡抱持著『媽媽，謝謝妳』、『奶奶，謝謝妳』等感恩之情。並且，盡量在現在讓母親懷抱幸福的感受，這點很重要。

感受來自周遭的謝意與體貼對待，便能好轉

一被問到不方便回答的事情就會突然出現「失憶症」的現象，現實中在日本政府也有這樣的官員（會場發出笑聲）；罹患失憶症的人，大抵回想起某事便會感到困擾，所以才會產生這種疾病。

壞事遇多了，自然會想要忘卻。

人有著所謂的「選擇性記憶」，清楚記得對自己有好處的事情，而會造成困擾的事情則盡量不去詳記。若是未能妥善掌控住這套機制，便將回想起無數的壞事。

然而，當大腦的功能麻痺之後，就不會再想起不好的回

憶。也就是說，讓大腦機能受到損壞，什麼都搞不清楚，就能產生中和痛苦的效果，宛如注射嗎啡一般。

以你母親的狀況來說，在前半輩子充滿了「被當成牛馬使喚」的心情，想必抱持著怨念，亦同時承受了如此心念的反作用力。

針對這個部分，身為兒子的你，確實未能全面理解，但務必請明白「母親的辛勞，有一部分自己無論如何都無法體會」。

母親現在身上的病情，背後是「盡力不想憶起不幸經歷」的心情在作祟。

因此，你得務必儘量對母親表達謝意，多多稱讚，溫柔以待，這點至關重要；藉此，母親的病情應當會好轉。

此外，在讓母親感受到幸福的同時，也必須讓周遭的人感受到幸福。身邊的人不覺得幸福，僅讓母親覺得幸福，這是很難辦到的。

感謝母親的同時，也請你努力讓自己幸福。你也有自己的煩惱或問題，若感受到不幸，亦有必要逐一改正。

我雖然刻意說得比較模糊，但希望你能理解我想要說的。

4 奇蹟痊癒之人與無法痊癒之人的差異

Q4

我有一個朋友，之前聽我傳道講佛法真理而成為幸福科學的會員。前陣子，這位朋友因乳癌過世。之前我曾為她進行「疾病痊癒祈願」，現在正在反省「該不會是我的心念不夠強烈才出現如此結果」。

幸福科學的會員當中，也有同樣接受乳癌手術的人，目前仍很有元氣地活躍於世間中。

同樣罹患癌症，有人可以奇蹟似地康復，也有人無法康復。懇請賜教兩者之間的不同。

體會到奇蹟之人，勢必有著某種任務

大川隆法　針對這個部分，未有明確的法則可循，確實有些遺憾。世間常見好人早逝，另一方面，說得難聽點，有些差強人意的人卻精神奕奕地活很久；人生總有許多不盡人意之事。

「那個人為什麼會得那種病、為什麼必須用那樣的方式過世」，關於這個問題，存在著一些僅著眼於世間仍無法解釋的部分。只看世間的狀況，時常會有「不應該是這樣」的結果。不過，通常只要靈查此人的前世，就能得知真正的原因。

務必要知道，人生並非僅限於此世。回溯幾代之前的前世，調查此人過去的人生，便能得知「啊啊，原來如此。就是因為那樣，這一世才會以這種方式過世，確實有其道理」。

活在這個世界的人，通常不明白這個道理，時常感到不滿、怨天怨地。

實際上，每個人都有著各自的人生課題。至於「為何會被賦予這樣的課題」，單單著眼於世間，難以徹底理解。請試想，一切均源自「緣起的理法」，並且「世間所經歷的事情，背後均有其意義」。

在這一世經歷「癌症治癒」如此奇蹟的人，可以視之為，透過這段經歷此人被賦予了累積某種功德的機會。興起疾病痊癒的奇蹟、增加覺醒於信仰的人，或者是成為推動傳道的力量，有時，被賦予那般任務的人，就會引發那樣的奇蹟。

有些疾病是為了抵銷自身的業

有時被認為是「好人」的人罹患癌症一下子就過世，當試著去靈性解讀此人的前世時，便能發現其原因。

接下來我要敘述的內容，並非以你的朋友為對象，請以一種聽故事的心境來聆聽。

舉例來說，在今世竭盡心力、度過良善人生之人，靈查其過去世時發現此人「親人生病時，卻未善加照顧，任性地過著自己的日子」，那麼，為了抵銷自身的業，這回將換當事人自己生病，遺憾地結束此生。

此外，也有人接受多次外科手術，身體多次被切開，不禁想反問「到底人體能被切幾次」。而此人在前世曾砍殺無數的人，這也是一種廣義的「抵銷自身的業」。

若是生於「武士的時代」且被捲入戰事當中，便不得不斬殺他人，那有時亦是正當的行為。為了保家衛國，必須挺身抗爭，然而這些行為亦將化為業，殘留下來。

在如此情況下，可能必須在這一次的人生當中，經歷各式各樣的肉體痛苦，體會與疾病對抗的苦楚。藉由在世間體驗這些經歷，對於自己在前世給予他人痛苦的後悔心念便會消失。

順利從這次的人生畢業後，就能將舊帳一筆勾銷，正負歸零，那部分的業即告解消。

確實有不少人基於如此理由，苦於各種手術。

在今世找不出理由的事態，只要靈查前世，大抵都能明白其相應的道理。

一如前述的幾個例子，發生於前世的事可能成為原因，於今世引發疾病。但請務必抱持「為了來世，努力不種下新的惡業」之態度。

不論被置於何等環境當中，都要盡心盡力過得正當，莫忘度過一個貫穿過去、現在、未來的人生。

為了興起奇蹟，當事人必須具備「看不見的德」

當奇蹟興起之時，在某種程度上有著優先順序。高級靈們也希望「盡可能引發具有更大效果的奇蹟」。

並且，當事人必須具備某種「德」。我認為在興起超越世間層級的奇蹟時，當事人大多具備某種「看不見的德」。

人生無常，變化多端。說到底，終究不會脫離「不僅只有此世」的道理，這一點是沒有辦法的。

然而，更廣義的因果是不會出錯的。若是一個人度過了「正當的人生」，勢必得到相應的回報。

光明的天使們也並非全部都是於世間事業全數獲得成功，從未得病之人。其中更不乏曾罹患重大疾病、被暗殺而辭世，或者是經營事業破產之人。即便有過那般經歷，仍能做為光明天使回到天上界。

人生並非僅限於這個世界，請務必過著貫穿世間與來世，為了世間、為了世人的人生。

後記

有太多人不認同自身為神子、佛子的真實，持續抱持著唯物論度日，苦於各式各樣的疾病。

在某種意義上，無神論的罪、不信仰的罪創造出許多疾病，引發了反作用力。

最近，在某個公共媒體播放了一段內容，講述一名因參與戰爭而失去手指及一隻腳的美國軍人，將豬的膀胱製成的白色粉末抹在截斷處，指頭與一隻腳成功再生。節目稱那是「奇蹟的粉末」、「奇蹟的再生術」等等。

然而，我必須說，假使使用豬的膀胱製成的粉末就能引發那般奇蹟，那麼在愛爾康大靈的話語之下所引發的奇蹟，勢必超越所有人的想像。請各位務必找回信仰的力量，相信自己的身體擁有再生的能力，信仰遠比疾病還要來得強大。

二〇一〇年　十二月二十八日

幸福科學集團創立者兼總裁　大川隆法

HAPPY SCIENCE

幸福科學集團介紹

幸福科學透過宗教、教育、政治、出版等活動，以實現地球烏托邦為目標。

幸福科學

一九八六年立宗。信仰的對象為地球靈團至高神「愛爾康大靈」。幸福科學信徒廣布於全世界一百多個國家，為實現「拯救全人類」之尊貴使命，實踐著「愛」、「覺悟」、「建設烏托邦」之教義，奮力傳道。

愛

幸福科學所稱之「愛」是指「施愛」。這與佛教的慈悲、佈施的精神相同。信眾透過傳遞佛法真理，為了讓更多的人們能度過幸福人生，努力推動著各種傳道活動。

覺悟

所謂「覺悟」，即是知道自己是佛子。藉由學習佛法真理、精神統一、磨練己心，在獲得智慧解決煩惱的同時，以達到天使、菩薩的境界為目標，齊備能拯救更多人們的力量。

建設烏托邦

我們人類帶著於世間建設理想世界之尊貴使命，而轉生於世間。為了止惡揚善，信眾積極參與著各種弘法活動。

入會介紹

在幸福科學當中，以大川隆法總裁所述說之佛法真理為基礎，學習並實踐著「如何才能變得幸福、如何才能讓他人幸福」。

入會

想試著學習佛法真理的朋友

若是相信並想要學習大川隆法總裁的教義之人，皆可成為幸福科學的會員。入會者可領受《入會版「正心法語」》。

三皈依誓願

想要加深信仰的朋友

想要做為佛弟子加深信仰之人，可在幸福科學各地支部接受皈依佛、法、僧三寶之「三皈依誓願儀式」。三皈依誓願者可領受《佛說・正心法語》、《祈願文①》、《祈願文②》、《向愛爾康大靈的祈禱》。

幸福科學於各地支部、據點每週皆舉行各種法話學習會、佛法真理講座、經典讀書會等活動，歡迎各地朋友前來參加，亦歡迎前來心靈諮詢。

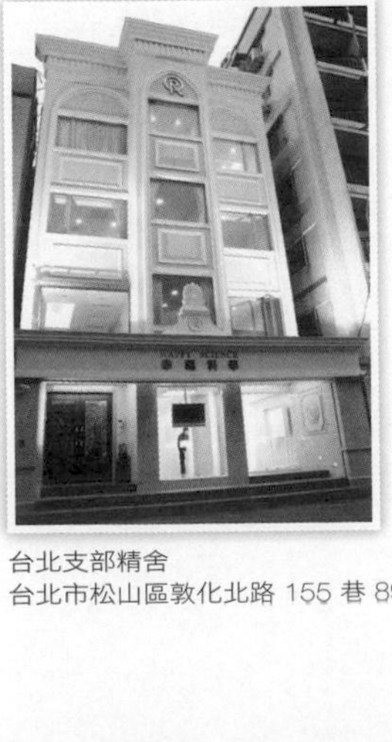

台北支部精舍
台北市松山區敦化北路 155 巷 89 號

幸福科學台灣代表處
台北市松山區敦化北路 155 巷 89 號
02-2719-9377
taiwan@happy-science.org
FB：幸福科學台灣

幸福科學馬來西亞代表處
No 22A, Block 2, Jalil Link Jalan Jalil Jaya 2,
Bukit Jalil 57000, Kuala Lumpur, Malaysia
+60-3-8998-7877
malaysia@happy-science.org
FB：Happy Science Malaysia

幸福科學新加坡代表處
477 Sims Avenue, #01-01, Singapore 387549
+65-6837-0777
singapore@happy-science.org
FB：Happy Science Singapore

奇蹟的癌症克服法　喚醒你未知的強大自癒力

奇跡のガン克服法　未知なる治癒力のめざめ

作　　者／大川隆法
翻　　譯／幸福科學經典翻譯小組
封面設計／Layla
內文設計／顏麟驊

出版發行／台灣幸福科學出版有限公司
104-029 台北市中山區中山北路三段 49 號 7 樓之 4
電話／ 02-2586-3390　傳真／ 02-2595-4250
信箱／ info@irhpress.tw
法律顧問／第一法律事務所　余淑杏律師

總 經 銷／旭昇圖書有限公司
235-026 新北市中和區中山路二段 352 號 2 樓
電話／ 02-2245-1480　傳真／ 02-2245-1479

幸福科學華語圈各國聯絡處／
台　　灣　taiwan@happy-science.org
地址：台北市松山區敦化北路 155 巷 89 號（台灣代表處）
電話：02-2719-9377
官網：http://www.happysciencetw.org/zh-han
香　　港　hongkong@happy-science.org
新 加 坡　singapore@happy-science.org
馬來西亞　malaysia@happy-science.org
泰　　國　bangkok@happy-science.org
澳大利亞　sydney@happy-science.org

書　　號／978-626-95515-9-0
初　　版／2022 年 2 月
定　　價／380 元

國家圖書館出版品預行編目（CIP）資料

奇蹟的癌症克服法：喚醒你未知的強大自癒力／大川隆法作；幸福科學經典翻譯小組翻譯. -- 初版. -- 臺北市：台灣幸福科學出版，2022.2
192 面；14.8×21公分
譯自：奇跡のガン克服法：未知なる治癒力のめざめ
ISBN 978-626-95515-9-0（平裝）
1. 宗教療法　2. 信仰治療
418.982　　111000964

廣　告　回　信	
台北郵局登記證	
台北廣字第5433號	
平　　　信	

IRH Press Taiwan Co., Ltd.
台灣幸福科學出版有限公司

104-029 台北市中山區中山北路三段49號7樓之4
台灣幸福科學出版　編輯部　收

請沿此線撕下對折後寄回或傳真，謝謝您寶貴的意見！

奇蹟的癌症克服法

大川隆法
Ryuho Okawa

台灣幸福科學出版有限公司

奇蹟的癌症克服法
讀者專用回函

非常感謝您購買《奇蹟的癌症克服法》一書，
敬請回答下列問題，我們將不定期舉辦抽獎，
中獎者將致贈本公司出版的書籍刊物等禮物！

讀者個人資料　**※本個資僅供公司內部讀者資料建檔使用，敬請放心。**

1. 姓名：　　　　　　　　性別：□男　□女
2. 出生年月日：西元　　　年　　　月　　　日
3. 聯絡電話：
4. 電子信箱：
5. 通訊地址：□□□-□□
6. 學歷：□國小 □國中 □高中／職 □五專 □二／四技 □大學 □研究所 □其他
7. 職業：□學生 □軍 □公 □教 □工 □商 □自由業□資訊 □服務 □傳播 □出版 □金融 □其他
8. 您所購書的地點及店名：
9. 是否願意收到新書資訊：□願意　□不願意

購書資訊：

1. 您從何處得知本書的訊息：（可複選）□網路書店　□逛書局時看到新書　□雜誌介紹
□廣告宣傳　□親友推薦　□幸福科學的其他出版品　□其他
2. 購買本書的原因：（可複選）□喜歡本書的主題　□喜歡封面及簡介　□廣告宣傳
□親友推薦　□是作者的忠實讀者　□其他
3. 本書售價：□很貴　□合理　□便宜　□其他
4. 本書內容：□豐富　□普通　□還需加強　□其他
5. 對本書的建議及觀後感
6. 您對本公司的期望、建議…等等，都請寫下來。

IRH Press Taiwan Co., Ltd.
台灣幸福科學出版有限公司